主编 张 峰 郭新海 卫志刚

GB/T42061—2022 / ISO13485: 2016

《医疗器械质量管理体系用于法规的要求》实战应用

组织编写单位

北京国医械华光认证有限公司

广州奥咨达医疗器械技术股份有限公司

U0395991

华南理工大学出版社
SOUTH CHINA UNIVERSITY OF TECHNOLOGY PRESS

·广州·

图书在版编目（CIP）数据

GB/T 42061—2022/ISO 13485:2016《医疗器械　质量管理体系　用于法规的要求》实战应用/张峰，郭新海，卫志刚主编. —广州：华南理工大学出版社，2024.10

ISBN 978 - 7 - 5623 - 7490 - 9

Ⅰ.①G… Ⅱ.①张… ②郭… ③卫… Ⅲ.①医疗器械 - 质量管理体系 - 国家标准 - 中国 Ⅳ.①R197.39 - 65

中国国家版本馆 CIP 数据核字（2023）第 235662 号

GB/T 42061—2022/ISO 13485:2016 Yiliao Qixie Zhiliang Guanli Tixi Yongyu Fagui De Yaoqiu Shizhan Yingyong

GB/T 42061—2022/ISO 13485:2016《医疗器械　质量管理体系　用于法规的要求》实战应用

张　峰　郭新海　卫志刚　主编

出 版 人：**房俊东**
出版发行：华南理工大学出版社
（广州五山华南理工大学 17 号楼，邮编 510640）
http://hg.cb.scut.edu.cn　E-mail：scutc13@scut.edu.cn
营销部电话：020 - 87113487　87111048（传真）
责任编辑：毛润政
责任校对：洪　静
印 刷 者：广州永祥印务有限公司
开　　本：787mm×1092mm　1/16　印张：16　字数：302 千
版　　次：2024 年 10 月第 1 版　印次：2024 年 10 月第 1 次印刷
定　　价：128.00 元

《医疗器械 质量管理体系 用于法规的要求》实战应用

编委会

主 编：张 峰 郭新海 卫志刚

副主编：潘 薇 李 伟 张华青

编 委：（按姓氏笔画排名）

于达慧 王伦娟 王彩虹

全红新 关令仪 李 群

李梦涛 吴庆荣 何仲云

孟 慧 黄 颖 曹延昭

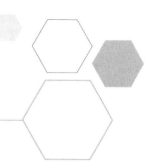

序　言

医疗器械产业是学科交叉、知识密集型的高新技术产业，是全球公认的朝阳产业，是生命健康领域中一直保持较高增长水平的重要板块。随着我国医疗器械产业的高速发展，国家相关部门按照习近平总书记提出的"四个最严"要求，进一步修改和完善医疗器械监管法规体系，实施医疗器械全生命周期的监管。2021 年 6 月 1 日实施新修订的《医疗器械监督管理条例》（国务院令第 739 号），对医疗器械的生产、经营、使用等环节提出了更加明确、更加科学的监管要求，对医疗器械生产经营企业、使用环节、监管过程的质量管理体系建设提出了合规性要求。《医疗器械监督管理条例》明确指出：向社会提供安全有效、质量可控的医疗器械产品是医疗器械生产制造企业必须承担的主体责任。近年来，国家药品监督管理局陆续发布了一系列医疗器械监管法规、标准以及配套的通告、通知、指南等规范性文件，以适应新时期医疗器械产品创新、产品开发、产业升级的总体发展要求，为未来医疗器械产业的再次腾飞奠定了坚实的基础。目前，我国大多数医疗器械生产经营企业能够按照《医疗器械监督管理条例》《医疗器械生产质量管理规范》以及 GB/T 42061—2022/ISO 13485：2016《医疗器械　质量管理体系　用于法规的要求》标准，建立质量管理体系，构建以确保医疗器械安全有效、质量可控为目标的管理模式。

目前，我国医疗器械产业的发展已经取得了骄人的业绩和巨大的进步，据不完全统计，截至 2022 年底，我国现有医疗器械生产企业近 33 788 家，较 2021 年的 28 954 家同比增长 16.7%。其中，生产一类产品的企业为 23 528 家，生产二类产品的企业为 15 840 家，生产三类产品的企业为 2312 家。在医疗器械经营领域中，经营二类医疗器械的企业约为 72 万家，经营三类医疗器械的企业约为 8.2 万家，同时经营二、三类产品的企业约为 30 万家，总计约为 116 万家，同比增长 11.36%，从业人数高达上千万。

2022 年，国家药监局依职责受理医疗器械首次注册、延续注册和变更注册申请共计 10 571 项。其中，受理境内第三类医疗器械注册申请 5425 项，受理进口医疗器械注册申请 5146 项。按注册品种区分，医疗器械注册申请 8105 项，体外诊断试剂注册申请 2466 项。从 2014 年至 2022 年，国家药监局共批准 189 个创新医疗器械。其中，境内创新医疗器械涉及 15 个省的 134 家企业，进口创新医疗器械涉 2 个国家的 8 个企业，北京、上海、广东、江苏、浙江创新医疗器械获批产品数量和相应企业数量最多，约占全部已批准的 189 个创新医疗器械的 82.5%。

2022 年，各省级药品监管部门共批准境内第二类医疗器械注册 32 889 项。其中，首次注册 13 334 项，与 2021 年相比增加 2.2%。首次注册项目占全部境内第二类医疗器械注册数量的 40.5%。

2022 年，国家药监局共办理进口第一类医疗器械备案 2023 项，与 2021 年相比增加 9.1%。全国设区的市级药品监管部门依职责共办理境内第一类医疗器械备案 28 508 项，与 2021 年相比增加 6.5%。

从以上统计数据分析可以看出，医疗器械产业在我国经济领域中已经占有十分重要的地位。

ISO 13485:2016《医疗器械　质量管理体系　用于法规的要求》作为全球医疗器械行业应用最广泛、认知接受度最高的质量管理体系标准，对全球医疗器械产业发展和规范管理等起到了无可替代的重要指导作用。目前，ISO 13485 标准已经转化为我国 GB/T 42061—2022《医疗器械　质量管理体系　用于法规的要求》国家标准。因此，作为医疗器械组织，如何进一步建立和完善，且有效实施和保持质量管理体系，快速、准确地与国际接轨，这是业界人士以及各级监管部门十分关心的重要问题。

值此 ISO 13485:2016 标准转化为 GB/T 42061—2022《医疗器械　质量管理体系　用于法规的要求》国家标准正式发布之时，北京国医械华光认证有限公司作为"全国医疗器械质量管理和通用要求标准化技术委员会（SAC/TC221）"秘书处单位，与广州奥咨达医疗器械技术股份有限公司合作，组织相关专业人员撰写了本书，旨在指导医疗器械行业结合新的法规要求，建立符合 GB/T 42061—2022 标准的质量管理体系，为中国医疗器械产业的健康发展奠定坚实的理论基础，为医疗器械行业从事质量工作的管理人员、操作人员以及监管人员提供参考性指导。

本书主要通过三个层面对 GB/T 42061—2022 标准的应用要求进行了阐述：

（1）GB/T 42061—2022《医疗器械　质量管理体系　用于法规的要求》标准的原文要求；

（2）GB/T 42061—2022《医疗器械 质量管理体系 用于法规的要求》标准的条文解读；

（3）GB/T 42061—2022《医疗器械 质量管理体系 用于法规的要求》标准的应用案例分析。

本书通过以上三个层次的层层递进，深入浅出地解析了 GB/T 42061—2022 标准的要求和实际运行的策略，对初次接触 GB/T 42061—2022 标准的人员，或医疗器械企业的最高管理者、管理者代表、质量管理人员、质量体系运行人员以及行政监管人员、第三方机构和相关部门等都具有一定的参考价值和指导意义。

本书在出版中得到了医疗器械行业内相关领导和专家的关注，也得到了相关企业的大力支持与帮助，他们为本书提供了大量的参考案例。在此，谨代表本书编委会一并表示感谢。由于知识及经验的局限性，以及对 GB/T 42061—2022 标准的理解可能存在一定的差异和不足，为此，真诚地欢迎广大读者对书稿内容提出宝贵意见和改进建议。

编委会

2024 年 5 月 8 日

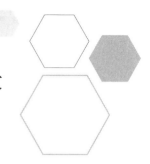

目　录

MULU

第一章

GB/T 42061—2022 标准概述

医疗器械是一种特殊的商品，建立、实施和保持医疗器械质量管理体系，作为从源头提高产品的安全性和有效性的一项重要举措，已成为当前世界各国实现医疗器械产品经济贸易需求所必备的技术评价手段。随着全球经济一体化的发展，国内外医疗器械企业已充分认识到商品价格不再是衡量市场竞争能力的唯一砝码，而是必须通过追求社会所公认的产品质量和服务水准才能在竞争中稳操胜券。建立质量管理体系，通过 ISO 13485 质量体系认证已成为医疗器械组织对产品设计开发、生产制造、质量管理、市场营销等实现全过程有效控制和提高市场竞争力的必要手段，也是医疗器械行业发展的必由之路。

第一节　GB/T 42061—2022 标准的结构和基本思想

一、GB/T 42061—2022 标准的结构

ISO 13485:2016《医疗器械　质量管理体系　用于法规的要求》标准由国际标准化组织 ISO/TC210（医疗器械质量管理和通用要求技术委员会）发布，目前已被全世界 180 多个国家所采用。在中国，作为该标准的归口单位，全国医疗器械质量管理和通用要求标准化技术委员会（SAC/TC221）已于 2017 年将此标准等同转换为 YY/T 0287—2017《医疗器械　质量管理体系　用于法规的要求》国家医药行业推荐性标准。近年来，该标准的宣贯实施，对我国医疗器械产业的发展，在提高组织管理水平、不断提升产品质量、确保产品安全有效等方面都起到了积极的推动作用。

目前，随着国内外技术经济环境的不断变化，以及我国医疗器械行业创新

发展的战略需求，国家市场监督管理总局、国家标准化管理委员会于 2022 年 10 月 12 日发布公告（2022 年第 13 号），将 ISO 13485：2016《医疗器械　质量管理体系　用于法规的要求》标准转换为推荐性国家标准，并于 2023 年 11 月 1 日正式实施。

GB/T 42061—2022 标准继续采用"过程方法""PDCA 循环""基于风险的思维"作为基础的质量管理体系模式，在总体结构上与原 YY/T 0287—2017 标准保持不变，依旧是八个章节外加两个附录。

GB/T 42061—2022 标准是在成功总结医疗器械制造商的质量管理经验，结合我国法规要求，依据科学管理理论和七项质量管理原则的基础上制定的。GB/T 42061—2022 标准专业性较强，适用于不同类型、不同规模和提供不同产品的医疗器械组织，与 GB/T 19001—2016 标准相比，更加具体地提出了医疗器械相关的专业要求和必须遵循的法规要求，删减了 GB/T 19001—2016 标准中不适于作为医疗器械法规要求的内容，并在标准条款中有 52 处使用术语"法规要求"，在质量管理体系诸多过程中规定了需要符合本标准的要求，多处明确了必须遵循的法规内容。我国医疗器械组织按照 GB/T 42061—2022 标准建立质量管理体系，对于提升各级人员的法规意识，提高组织的管理水平，提升产品质量品牌，提高市场竞争能力，促进企业健康稳定、降低风险、持续发展都有着十分重要的积极作用。

二、GB/T 42061—2022 标准的基本思想

GB/T 42061—2022 标准科学、系统、全面而又恰当地提出了对医疗器械组织的质量管理要求，从客观上提出了医疗器械组织要在技术上和管理上具备一种能力，这种能力就是能够充分保证稳定地提供满足法规要求和顾客需求、安全有效、质量可控的医疗器械产品。标准中的所有内容都是针对医疗器械组织在质量管理体系建立和实施方面提出的，如何满足这些要求，标准中没有给出任何方法。因此，医疗器械组织必须准确和充分理解标准的每一章节、每一条款，结合组织自身的产品特点、组织结构、经营模式、承担角色等综合因素建立和实施质量管理体系，并以标准的要求作为准则，全面评价组织质量管理体系运行的符合性和有效性。

GB/T 42061—2022 标准融入了 GB/T 19000—2015《质量管理体系　基础和术语》标准提出的质量管理七项原则的理念，医疗器械组织建立质量管理体系

时宜参考以下原则。

（一）以顾客为关注焦点

概述：组织依存于顾客。因此，组织应当理解顾客当前和未来的需求，满足顾客要求并争取超越顾客期望。

顾客：能够或实际接受为其提供的，或按其要求提供的产品或服务的个人或组织。

示例：消费者、委托人、最终使用者、零售商、内部过程的产品或服务的接收人、受益者和采购方。

应用以顾客为关注焦点的原则可开展的活动：

——识别从组织获得价值的直接和间接顾客；

——了解顾客当前和未来的需求和期望；

——将组织的目标与顾客的需求和期望联系起来；

——在组织内对顾客的需求和期望进行沟通；

——为满足顾客的需求和期望，对产品服务进行策划、设计、开发、生产、交付和支持；

——测量和监视顾客满意情况，并采取适当的措施；

——确定可能影响顾客满意度的相关方需求和适宜的期望，并采取有效措施；

——积极主动管理与顾客的关系，以实现持续成功。

由于相关方的需求和期望不同，需求和期望会有冲突，也会有变化，组织应采用多种方式满足其需求和期望。相关方的需求表现在很多方面，通常包括：

顾客：质量符合性、产品安全性、价格、交付和交付后的服务；

员工：良好的工作环境、职业安全、奖励与表彰；

供应商：互惠互利的合作和可持续发展的稳定性；

所有者/股东：组织管理的透明度、可持续发展的愿景和创造价值的能力；

社会：环境保护、道德行为、遵守法律法规要求。

现代管理学之父彼得·德鲁克说："顾客是企业存在的目的，企业存在的任务是创造满意的顾客，利润并非是最重要的事情，因为利润只是我们让顾客满意之后的一种回馈。"

思考题 1：您的企业真的以顾客为关注焦点了吗？

A 公司   B 公司

A 公司	B 公司
1. 我们的设计人员都经过严格培训，他们有很高的水平，能够设计出最先进的产品。 2. 我们必须更高效地利用我们的生产设备、人员，使顾客满意。 3. 我们要求销售人员必须为组织着想，尽可能地销售每个产品，使利益最大化。	1. 我们的设计人员经常研究顾客感受，寻找满足和超越他们期望的途径。 2. 我们根据市场需求来组织生产，有时可能不能达到成本的最佳值。 3. 我们要求销售人员必须为顾客着想，宁可少销售一些产品也不能让顾客接受不满意的产品。

最高管理者应充分意识到：企业存在的理由，就是满足顾客需求。所以企业存在的优势是提供其他企业无法满足的服务，创造超越自我的独特价值。

（二）领导作用

概述：各级领导建立统一的宗旨和方向，并创造全员积极参与实现组织的质量目标的条件。

应用领导作用的原则可开展的活动：

——在整个组织内，就其使命、愿景、战略、方针和过程进行沟通；

——在组织的所有层次创建并保持共同的价值观和公平道德的行为模式；

——培育诚信和正直的文化；

——鼓励在整个组织内履行对质量的承诺；

——确保各级领导者成为组织中的榜样；

——为员工提供履行职责所需的资源、培训和权限；

——激发、鼓励和表彰员工的贡献。

组织的最高管理者应充分履行职责，发挥领导作用，通过确保实现所策划的结果来证实：

（1）建立、更新质量方针、质量目标时，要确保与组织的内外环境、资源条件、战略方向保持一致，并支持组织总体经营过程。

（2）通过持续的绩效监视/测量及定期管理评审，确保质量管理体系的适宜性、充分性、有效性，确保体系过程和其他职能过程接口在组织中无缝对接。

（3）监视质量体系运行的输出和当前及预期工作的进展情况。当未达到预期的结果时，确保采取纠正措施的责任落实到个人或团队，并在必要时提供充足的资源。

（4）收集内外信息，通过会议、邮件、讨论等形式，利用真实的证据就如何改进满足顾客需求、提升市场占有率、降低成本等方面的内容在组织内进行沟通。

（5）确保顾客反馈、内审、管理评审、第三方审核、行政监管部门等提出的关于改进的信息和建议在组织内得到有效实施。

思考题 2：您作为企业的管理者是如何在质量体系运行中发挥领导作用的？

A 公司	B 公司
1. 我们公司的质量方针内涵丰富，质量目标设定高远。如果有些部门不能达标，我觉得也是可以理解的，要给各部门留有发展空间。 2. 公司每次管理评审会议，我都会参加。 3. 在公司的生产经营管理过程中，我作为最高管理者，主抓采购、销售和相关方的合作。对于公司内部的生产和质量管理工作，一般是让相关部门负责人去负责。	1. 作为最高管理者，我参与质量方针和质量目标的制定与落实。质量方针强调服务精神和产品的安全性。结合实际制定质量目标，并落实到各个部门。在考评过程中，大部分目标都是可以实现的，对于连续三个考核周期无法达标的部门，我会提醒他们分析问题，采取纠正或预防措施，必要时，重新分解该质量目标。 2. 每次管理评审，我都主持。如果不能到现场，会通过云上参会的形式主持会议。 3. 日常工作中，我主要关注产品全生命周期的管理。出现问题的时候，推动内部调查研究，尤其是质量问题，必须落实到部门和人员，以尽快解决。

作为企业的管理者需要积极参与公司的质量管理工作，发挥主导作用，调动相关资源，确保质量体系运行的有效适宜。

（三）全员积极参与

概述：整个组织内各级胜任、经授权并积极参与的人员，是提高组织创造和提供价值能力的必要条件。

各级人员都是组织之本，只有他们的充分参与，才能使他们的才干为组织带来效益。

应用全员积极参与的原则可开展的活动：

——与员工沟通，以增强他们对个人贡献的重要性的认识；

——促进整个组织内部的协作；

——提倡公开讨论，分享知识和经验；

——让员工确定影响执行力的制约因素，并且毫无顾虑地主动参与；

——赞赏和表彰员工的贡献、学识和进步；

——针对个人目标进行绩效的自我评价；

——进行调查以评估员工的满意程度，得出结论并采取适当的措施。

最高管理者应保持与员工的有效沟通，为促进整个组织的协调，要了解员工工作中的制约因素，并在组织内促进和开展员工个人目标绩效评价和自我评价活动，提倡公开讨论、分享知识和经验，赞赏和表彰员工的进步、绩效、精神，以增强他们对个人贡献的重要性的认识。

思考题3：您的企业是如何调动全体员工积极参与的？

A 公司	B 公司
1. 公司每周三下午组织一次户外活动，所有员工从单位出发，到2公里外的小山去爬山。每人力争在山顶上做一次健康打卡。通过这样的活动来提高团队的身心健康。 2. 在生产车间开展"传帮带"活动，形成尊师重教的风尚，尊重知识和文化，鼓励发明和创新。 3. 每年在公司内部开展继续教育活动，鼓励员工努力学习，不断丰富新知识。 4. 通过绩效考核，评定工作业绩。评选优秀员工，发放证书和奖金。 5. 员工在年终总结中进行自我评价，提出存在的问题，并建言献策，明确下一年的工作展望。 6. 每年进行一次员工满意度调查，了解员工对公司的意见与建议以及所见、所想。 7. 公司每年开展质量月活动，以提高质量文化意识。	1. 公司将总目标分解到各个部门，再由各个部门根据实际情况确定每个人的绩效指标。每个人可根据自己的绩效指标确定年度目标。 2. 通过春游、秋游、工会球赛、红色教育等活动，促进员工之间的相互了解，提升团队凝聚力。 3. 每年组织部分员工参加展会，以扩大视野，拓展业务。展会后，让参会者与全体员工分享展会上的新知识和新经验。 4. 每周三晚8点至10点，公司组织大家齐聚云端，开始读书分享会。共同研读一篇文章，大家各抒己见，共同学习进步。 5. 每年设定名额，让员工到外部接受教育培训，以提高其专业技能和管理水平。同时，每个月开展一次全员学习活动。 6. 公司在相关区域放置意见箱，请大家为公司发展提出宝贵意见和建议。 7. 制定奖惩制度。公司对收集到的员工所提出的日常改善意见或建议进行表彰。提出的意见或建议一经采用，给予奖励。同时，在可视化看板上进行展示，以起到对员工的激励作用。对于违反公司要求的行为，给予相应的提醒、批评或处罚。

企业通过丰富多彩的团队活动和沟通方式，促进组织内各部门的沟通交流，为更好地推动质量体系管理奠定良好的基础。

（四）过程方法

概述：将活动作为相互关联、功能连贯的过程系统来理解和管理时，可更加有效和高效地得到一致的、可预知的结果。

过程：利用输入实现预期结果的相互关联或相互作用的一组活动。

过程方法：将活动作为相互关联、功能连贯的过程系统来理解和管理时，可更加有效和高效地得到一致的、可预知的结果。

过程管理：针对过程的设计、控制和改进等一系列有组织的活动。

应用过程方法的原则可开展的活动：

——确定体系的目标和实现这些目标所需的过程；

——为管理过程确定职责、权限和义务；

——了解组织的能力，预先确定资源约束条件；

——确定过程相互依赖的关系，分析个别过程的变更对整个体系的影响；

——将过程及其相互关系作为一个系统进行管理，以有效和高效地实现组织的质量目标；

——确保获得必要的信息，以运行和改进过程并监视、分析和评价整个体系的绩效；

——管理可能影响过程输出和质量管理体系整体结果的风险。

组织应识别过程，建立一个以过程方法为主体的质量管理体系，确定体系和过程需要达到的目标，控制各个过程的运行，特别关注关键/特殊过程，规定运行准则，明确相关人员的职责、权限和义务，获得过程运行和改进的必要信息，并监视测量、分析评价整个体系运行的绩效，确定个别过程的变更对整个体系的影响，对受影响的过程输出和质量管理体系整体结果及风险进行管理，以实现组织的质量目标。

思考题 4：您是如何理解"过程方法"在企业产品实现中的运用的？

A 公司　　　　　　　　　　　　　B 公司

A 公司	B 公司
1. 产品实现所需的过程包括与顾客有关的过程、设计和开发、采购、生产和服务的提供及监视和测量设备的控制等。	1. 在产品实现过程中，首先要确定市场需求、研发、采购、生产、质量、销售、成本、人事管理等过程。
2. 产品实现过程是将产品生产出来的直接过程，是形成产品质量特性的直接过程，是质量控制的重点。	2. 以产品实现过程为中心，确定资源配置和组织机构，明确职责权限、资源需求。将产品实现所涉及的相关过程的各个环节进行策划，确保有效控制。
3. 按照过程方法的原则，对产品实现所需的过程，必须精确地识别和策划并与管理职责、资源管理、测量、分析和改进等支持过程的要求相一致。	3. 将公司的质量目标逐级分解到各个相关部门与过程，确保质量目标清晰、具体、可测量。
4. 产品实现的每一个业务过程都有特定功能和目标，有输入和输出。	4. 确定各个过程所需的输入和输出，并将 PDCA 循环运用到产品实现的各个环节，运用到研发、生产、销售、采购等各个过程单元，以及由整个产品实现的系统循环中。
5. 在运用过程方法的过程中，要关注各个过程内部和过程之间的逻辑联系、相互作用，以及各个过程中操作单元的优化组合。	5. 运用风险管理方法，确保产品的安全有效。如在产品设计开发阶段采取风险分析和风险评价、在生产服务过程中实施风险控制等。
6. 风险管理活动与产品实现过程中的设计开发过程、设计更改过程、生产和生产后活动等有关过程密切结合，用以评估、控制风险，确保产品实现的成本、质量、服务等关键性能指标的有效控制。	6. 在产品实现的研发、采购、生产、销售等各个过程活动中建立监视和测量控制检查点。明确各过程所需的准则、方法、绩效指标，运用统计技术对过程因素（人、机、料、法、环、测）和结果进行控制。
	7. 确定过程中的关键工序和特殊过程，通过执行过程确定变更需求，实施改进。
	8. 关注内外环境变化的风险和机遇，一旦出现，评估其可接受性，以确保公司的健康稳定发展、节奏适度、效益显著、目标达成。

企业需要把"过程方法"思想贯穿到产品实现的全生命周期的各个层面上，由表及里，不断深化。

（五）改进

改进：提高绩效的活动。

注：活动可以是循环的或一次性的。

改进对于组织保持当前绩效水平，对其内、外部条件的变化做出反应，并创造新的机会，都是非常必要的。成功的组织总是致力于持续改进。

应用改进的原则可开展的活动：

——促进在组织的所有层级建立改进目标；

——对各层级人员进行教育和培训，使其懂得如何应用基本工具和方法实现改进目标；

——确保员工有能力成功地促进和完成改进项目；

——开发和展开过程，以在整个组织内实施改进项目；

——跟踪、评审和审核改进项目的策划、实施、完成和结果；

——将改进与新的或变更的产品、服务和过程的开发结合在一起予以考虑；

——赞赏和表彰改进。

世界著名的质量管理专家朱兰博士曾经说过：持续改进是管理的核心内容，应当是企业的一项管理理念、价值观和普通原则。现在企业讲创新，只有坚持持续改进，才有可能创新。

组织可以通过管理评审、内外审核结果、不合格品控制、过程的监视和测量、反馈系统、自我评价等方法、手段和措施，完善自我改进机制，实现持续改进。持续改进的步骤：

（1）分析和评价现状，以识别改进区域；

（2）确定改进目标；

（3）寻找可能的解决办法；

（4）评价这些解决办法并做出选择；

（5）实施选定的解决办法；

（6）测量、验证、分析和评价实施效果，以确定这些目标已经实现；

（7）正式采纳更改。

实施持续改进是不断增强组织满足要求能力的循环活动，有利于不断提高组织的全面业绩。持续改进总体业绩应当是组织的永恒目标。

思考题 5：您的企业在质量体系运行中是如何实施改进措施的？

A 公司	B 公司
1. 公司通过国抽、省抽、第三方认证机构的年度审核、内审等方式，发现质量体系运行中存在的问题。 2. 对内、外部审核发现的不符合项，公司会认真整改。在一个问题有多项解决方案的情况下，会运用统计技术进行分析，选择最佳解决方法，跟踪改进的效果，对其进行分析和评价，确保实现目标。 3. 适当时，将在成功的改进案例中获得的经验转化为组织知识，在公司内部进行宣贯。	1. 明确员工年度质量目标及考核指标，对于月度或季度不达标的情况，相关部门必须果断整改。 2. 努力提高员工的质量意识、法规意识和工作能力，要求所有员工积极参与到质量体系管理中，有序地参与各项工作，确保系统运行有效。 3. 重视监视和测量工作，确保质量管理体系的合规与有效。过程的监视和测量包括管理职责、资源提供和改进过程。对于这些过程必须从严管控，做到有法可依，有法必依，执法必严，违法必究。 4. 制定培训计划，开展各项培训工作。关注监视和测量工作中的人员能力，满足持续改进的资源需求，确保质量体系不断自我改进与自我完善。

企业在改善、优化的过程中，逐步从修正问题、整改不合格情况等到增强质量意识、提升技能水平，确保质量体系和产品质量的一致性、持续性和稳定性。

（六）循证决策

概述：基于数据和信息的分析和评价的决策，更有可能产生期望的结果。

决策是一个复杂的过程，并且总是包含某些不确定性，涉及多种类型和来源的输入及其理解，而这些理解可能是主观的。重要的是理解因果关系和潜在的非预期后果，对事实、证据和数据的分析可使决策更加客观、可信。

应用循证决策原则可开展的活动：

——确定、测量和监视关键指标，以证实组织的绩效；

——使相关人员获得所需的全部数据；

——确保数据和信息足够准确、可靠和安全；

——使用适宜的方法对数据和信息进行分析和评价；

——确保人员有能力分析和评价所需的数据；

——权衡经验和直觉，基于证据进行决策并采取措施。

数据和信息分析对成功的决策具有重要的价值。组织通过经验积累、收集数据、信息分析，鉴别信息的可靠性和准确性，确保信息和数据得到利用，并根据对事实的分析，以及过去的经验和直觉判断，做出决策，采取行动。

思考题6：您在日常工作中是如何利用循证决策的原则的？

A 公司	B 公司
1. 在工作中做出重大决策之前，要仔细考虑很多因素，如权衡成败的可能性、产生后果的可接受性、形成的新风险和挑战等。为此，必须在决策前进行充分的调查研究。 2. 通过以往的案例进行分析评估，对比决定的正确与错误，以通过数据证实决策的合理性。 3. 通过换位思考分析判断新的环境变化。 4. 决策之前是一个非常复杂的思虑过程。但是，如果掌握了大量的信息数据，了解更多的情况，看清事实的真实面目，决策相对就会更加容易，趋于正确。总之，循证决策是一个非常重要的环节。	1. 目前工作中更加强调用数据说话，用事实说话，以理服人。因此，平时很注意信息的收集和积累。 2. 运用统计技术和数据分析的方法进行评价，最终得出结论。但是，有时候在处理问题时没有数据、没有经验、没有时间，这样就只能靠直觉来做出判断。 3. 众所周知，在进行决策的时候，如果不能确保信息的完整性，就无法找出备选方案，无法排除不确定因素，就会带来风险，结果就很难确定。所以，这时的决策是痛苦的过程。 4. 在决策效果上，我只追求相对满意，因为，面面俱到实在是太难太难。

从上面可以看出，做出正确决策的前提条件，是进行调查分析以及科学数据论证。那种靠直觉片面做出的选择或判断，最终是无法达成我们的目标和要求的。

（七）关系管理

概述：为了持续成功，组织需要管理与相关方（如供方）的关系。

相关方：可影响决策或活动、受决策或活动所影响、自认为受决策或活动影响的个人或组织。

示例：顾客、所有者、组织内的人员、供方、监管机构人员、合作伙伴以及竞争对手等。

应用关系管理原则可开展的活动：

——确定有关相关方（如供方、合作伙伴、顾客、投资者、雇员或整个社会）及其与组织的关系；

——确定和排序需要管理的相关方的关系；

——建立平衡短期收益与长期考虑的关系；

——与相关方共同收集和共享信息、专业知识和资源；

——适当时，测量绩效并向相关方报告，以增加改进的主动性；

——与供方、合作伙伴及其他相关方合作开展开发和改进活动；

——鼓励和表彰供方及合作伙伴的改进和成绩。

组织应确定相关方，在供方、组织、顾客的供应链中，供方是向组织提供产品的一方，组织与供方是相互依存、互利、双赢的战略合作伙伴关系，而不是竞争对手。

思考题7：您的企业是如何协调内外环境及关系管理的？

A 公司	B 公司
1. 在协调内外环境及关系管理方面，企业关注各方的利益需求，努力打造和谐、稳定的发展环境。 2. 通过丰富多彩的企业文化建设活动，鼓励员工爱岗敬业，开拓创新。 3. 为员工在加薪、子女关怀、培训提升等方面提供更多机会和福利待遇，使员工倍感温暖，能够快乐工作、快乐生活。 4. 在企业内部，要求各个部门相互支持，友好合作，共同进步。 5. 对企业的监管机构、供应商等外部相关方，坚持尊重、互利、共赢的原则，对竞争对手也强调共存、交流学习及互惠发展。	1. 在企业内部建立统一的核心价值观，使员工在理想信念、经验技术、精神气质、利益诉求、文化积淀、社会责任等方面都有基本的行为准则，形成上下一致的战略方向。 2. 在管理上落地落实，不仅要抓产品质量的高精尖，还要不断完善公司的业务流程、提高财务管理能力、夯实人力资源、保障员工利益、提高劳工待遇等，让企业有强大的核心竞争力。 3. 在相关方合作方面，永远坚持顾客至上，尊重我们的竞争对手，保持与供应商的伙伴关系，关注监管部门要求等。总之，方方面面的关系就是一盘棋，每一步都会对全局产生影响，一定要慎之又慎地对待。

以上都是企业处理内外环境和关系的方法，供大家参考借鉴。

从以上的分析理解中可以看出：七项质量管理原则是质量管理实践经验的总结，是质量管理的普遍规律，是质量管理的基本理念，也是 GB/T 42061—2022 标准的理论基础。

GB/T 42061—2022 标准充分考虑了相关的法律法规要求，在对医疗器械组织的质量管理体系方面，通过标准的名称明确用于法规的要求。按照 GB/T 42061—2022 标准，结合企业的具体情况并融入相应的法规要求，加强对医疗器械产品的监管，是确保落实习近平总书记提出的"四个最严"监管要求的有力保障。

由于 GB/T 42061—2022 标准是一个适用于医疗器械行业的质量管理体系标准，该标准针对提供医疗器械的组织规定了相关专用的要求。因医疗器械产品涉及人身安全和身体健康，比一般商品更加突出了安全性和有效性的要求。

GB/T 42061—2022 标准的用途和作用充分体现在两个方面：一是对医疗器械组织的质量管理体系建设起到指导作用；二是对顾客提高信任度并起到质量保证作用。

"指导作用"是指："本文件规定了质量管理体系要求，涉及医疗器械生命周期的一个或多个阶段的组织能依此要求进行医疗器械的设计和开发、生产、贮存和流通、安装、服务和最终停用及处置，以及相关活动（例如技术支持）的设计和开发或提供。"（标准原文）

"质量保证作用"是指："本文件还能用于内部和外部方（包括认证机构）评定组织满足顾客要求、适用于质量管理体系的法规要求和组织自身要求的能力。"（标准原文）

第二节 质量管理体系的建立与实施

一、实施 GB/T 42061—2022 标准的意义

随着我国医疗器械产业的高速发展，人民生活水平的不断提高，对医疗器械的需求将会持续上升，发展前景良好。截至 2022 年 12 月底，国内医疗器械生产企业为 33788 家，较 2021 年的 28954 家同比增长 16.7%，年营业收入上万亿元。为此，贯彻实施 GB/T 42061—2022 标准必将对保障医疗器械产品的安全有效、促进医疗器械企业和中国医疗器械行业发展有着十分重要的意义。

（1）GB/T 42061—2022 标准体现了 GB/T 19001 标准中的一些内容，采用了以"过程方法"为基础的质量管理体系模式。实施 GB/T 42061—2022 标准，一是有利于实现产品质量的稳定和提高，促进组织持续改进产品和过程，保护消费者利益，增强消费者选购合格供应商产品时的信任度；二是有利于企业将自身的管理过程与标准相结合，以得到期望的结果。

（2）GB/T 42061—2022 标准强调"过程方法""PDCA 循环""基于风险的思维"理念，通过确定和管理众多相互关联和相互作用的活动，以及对这些活动进行系统的管理和连续的监视与测量，为质量管理体系的改进提供框架，并

为提高医疗器械组织的运作能力和增强市场竞争能力提供有效的方法。

确保医疗器械产品的安全有效，满足相关的法律法规和产品标准要求是GB/T 42061—2022 标准的核心指导思想。通过实施 GB/T 42061—2022 标准，建立对产品实现全过程的质量控制体系，以保证只有满足法规要求的合格产品才能进入市场。

（3）GB/T 42061—2022 标准将我国法规要求融入标准之中，促进医疗器械法规体系的协调是标准的重要目标。GB/T 42061—2022 质量管理体系认证已在全球范围内得到广泛互认，有利于促进国际贸易，消除技术壁垒，已成为增强企业核心竞争能力的重要保障。

我国医疗器械组织贯彻实施 GB/T 42061—2022 标准，为国际经济技术合作提供了通用的共同语言和准则，对于参与国际竞争、促进全球医疗器械交流和贸易的发展有着十分重大的推动性作用和深远的指导性意义。

（4）GB/T 42061—2022 标准为组织的持续改进提供了一条有效途径。为降低医疗器械产品的风险，标准提出了风险管理的要求，医疗器械组织的风险管理活动，应按照 ISO 14971《医疗器械　风险管理对医疗器械的应用》标准，在产品生命周期的全过程进行风险控制，降低医疗器械制造商和使用者的风险，是确保医疗器械安全有效的首要条件。目前，ISO 14971 标准已经由原来的 YY/T 0316 行业标准等同转换升级为国家标准，即 GB/T 42062—2022。

二、医疗器械组织质量管理体系的建立

医疗器械组织应按照 GB/T 42061—2022 标准建立质量管理体系，确定顾客需求，规定质量管理体系所必需的全部过程，由组织的最高管理者来推动，加以实施和保持，并通过监视测量和统计分析，实施必要的纠正和预防措施，持续改进，以确保质量管理体系的适宜性、充分性和有效性。GB/T 42061—2022 标准对医疗器械组织提出的质量管理体系模式，由"管理职责、资源管理、产品实现、测量分析改进"四大过程组成。

（一）管理职责

组织的最高管理者为确保医疗器械产品满足规定要求，必须制定组织的质量方针和质量目标，坚持以顾客为关注焦点，识别顾客的需求和期望，明确组织内部各级人员的职责和权限，促进组织内部不同层次和各相关职能部门之间的有效沟通，并运用管理评审的方法，按策划的时间安排进行管理评审，寻找

改进的机会，以保证质量管理体系的适宜性、充分性和有效性。

（二）资源管理

组织为确保质量管理体系的有效性，实现质量方针和质量目标所规定的要求，必须提供满足产品实现全过程所必需的各项资源条件，包括人力资源、信息资源、基础设施、工作环境和污染控制，按照标准的要求对企业进行规范管理，以确保产品质量的稳定和提高。

（三）产品实现

医疗器械产品必须满足相关的法律法规要求，确保其安全性和有效性，要对产品实现全过程进行策划和风险分析，确定顾客和产品的相关要求，加强新产品的设计开发研究，选择和评价合格供方，配置适宜的监视和测量设备，在产品实现的全过程中进行有效的控制，实施全过程的风险管理，以不断提高顾客的满意度。

（四）测量分析改进

应策划和实施对产品的监视和测量，不断收集顾客的反馈信息，运用统计技术的工具和方法，以证实产品质量的符合性。

应策划和实施对过程的监视和测量，进行数据分析，开展内部质量体系审核活动，以确保质量管理体系的符合性和有效性。

应加强对不合格品的控制（包括与监管机构的沟通），实施纠正和预防措施，建立自我完善和自我改进的内部管理机制。

医疗器械组织实施 GB/T 42061—2022 标准，必须建立一个文件化的质量管理体系，其文件结构应包括：质量方针和质量目标；质量手册和质量体系程序文件；相关工作规范、作业指导书以及质量记录等。在建立质量体系过程中，一是要坚持以满足法律法规和顾客要求为准则，树立以顾客为关注焦点的指导思想，坚持以人为本、领导重视、全员参与；二是要追求卓越管理模式，对组织的各项管理活动要求规范化、标准化，保持质量管理体系运行的可操作性和有效性；三是要建立互利的供方关系，坚持以预防为主，运用质量管理的"过程方法""PDCA 循环""基于风险的思维"理念，不断加以改进，以实现质量效益最大化，成本损失最小化，努力打造企业品牌、产品品牌、质量品牌，以不断地赢得顾客、持续地赢得市场。

三、国内医疗器械企业质量体系运行概况

（一）质量管理体系为医疗器械组织发展带来了较大的推动力

我国医疗器械组织建立和实施质量管理体系工作起源于 1996 年，随后的 20 多年中，在各级医药监管部门的大力推动下，大部分医疗器械组织已逐步建立和完善质量管理体系，且有数千家生产、经营企业，以及为医疗器械提供配套原辅材料的供应商通过了质量体系认证和产品认证。根据相关企业信息反馈，实施质量管理体系标准对组织的生产经营管理、产品质量控制，以及企业的社会效益、经济效益等各方面都带来了较大幅度的提升和发展。

一是企业管理水平不断提升。GB/T 42061—2022 标准要求医疗器械组织建立的质量管理体系应覆盖产品实现的全过程，涉及企业生产经营活动中的各个区域、各个层面。实施质量管理体系，可以推动和促进企业的每个环节、每个部门、每个岗位、每个员工各司其职，有章可循，内部管理运作顺畅，工作效率显著提高。

二是产品质量显著提高。建立完善的生产质量保证体系，可以从设计开发策划、原辅材料采购、生产过程、环境监控、产品检验、市场营销、顾客反馈等各个环节实施风险控制，进行动态管理、全程监控，真正把各项质量控制要求和关键技术措施落实到位，并实现产品质量的可追溯性。

三是市场营销稳步增长。医疗器械企业通过质量管理体系认证，特别是在产品出口、市场营销和政府采购招标等过程中，既考虑了产品价格因素，更考虑了产品质量因素、企业品牌因素，提出了出口产品、参与政府采购投标企业必须通过质量认证这一相应的评分条款和质量保证的要求，优良的产品质量和公认的企业品牌都会给企业带来良好的经济效益和社会效益，这已经是一个毋庸置疑的事实。企业坚持以顾客为关注焦点，重视顾客反馈信息，关注顾客明示或隐含的要求，在满足法律法规的前提下，努力满足顾客需求，既能赢得顾客信任，又能拉动市场销售，可以为企业创造较大的经济价值和社会价值。

四是加强员工队伍建设。组织建立质量管理体系，首先对最高管理层提出了要求，要提供充分的人力资源保障，构建和谐的内部环境。由于国内医疗器械行业近年发展较快，因此许多企业存在缺乏优秀人才、员工素质偏低的情况。组织建立质量体系的过程，就是一个全员参与的过程，从最高管理层到一般员工，都能在这个过程中得到认真的培训学习，既提高员工的思想观念认识，又

增强企业内部的凝聚力，同时推动企业文化建设、企业团队建设，为企业发展构建良好的内部环境。

五是提高企业社会效益。因医疗器械是一个特殊商品，关系到人类健康和生命安全，很多通过 GB/T 42061—2022 质量管理体系标准认证的企业，由于内部管理严格，产品质量稳定，企业稳步发展，团队建设和文化建设都有了较大幅度的提升，为社会搭建劳动就业平台，为国家创造税收增长，不仅取得了一定的经济效益，也获得了良好的社会效益。

（二）医疗器械企业在质量管理体系运行中存在的问题

目前，我国医疗器械生产经营企业基本集中在京津冀、长三角、珠三角等经济发达区域。纵观我国医疗器械行业的发展状况，因自然环境不同、经济区域不同、产品结构不同、产品类型不同，企业发展现状也存在很大差异，相当一部分医疗器械生产经营企业在产品结构类型、质量管理水平、生产资源条件、员工综合素养等方面都存在着一定的问题。

首先，最高管理者对实施质量管理体系标准的思想观念模糊，认识不清：一是认为只要保证出厂的医疗器械产品达到标准要求就满足了，忽视了生产全过程的质量控制；二是认为企业现在未建立质量管理体系或未通过质量认证也照样能够销售产品；三是认为企业通过质量认证只是为了取得一张证书；四是说的、做的和质量体系文件写的不一致，形成管理上的"两层皮"。最高管理者没有真正意识到建立质量管理体系、通过质量认证是为了更好地提升企业的综合管理水平和员工的工作能力。由于最高管理者的错误思想观念，很多企业发展到一定阶段后就形成瓶颈，处于停滞不前甚至倒退或倒闭状态。

其次，部分医疗器械生产经营企业的基础设施和资源条件较差。虽然近年来各级医药监管部门通过对企业质量体系考核、日常监督检查、飞行检查、购买第三方服务、产品抽样检测等监管措施和行政手段，以及第三方质量认证审核，对企业各项工作有所促进和提高，但就总体水平来讲，由于企业外部条件、内部管理、产品结构、员工素养等方面良莠不齐，因此其总体水平相对较低，无法适应内外环境变化、市场竞争和行业发展等各方面的需求。

再次，部分医疗器械属于劳动密集型的微利产品，企业之间、同类产品之间的相互压价、同质竞争，形成了恶性循环；再加上医疗器械产品从生产制造、市场营销到终端客户的环节较多，各种费用较高，企业负担较重。

另外，由于行业管理、产品定价、市场营销等各方面的政策措施不完善、不到位，企业最高管理层把大部分精力和时间都集中在市场营销方面，无暇顾及和关注企业内部的各项基础工作，无力进行基础设施的投入和改造，严重影响了企业的可持续发展。

最后，企业内部人才紧缺、管理混乱、产品档次较低，缺乏竞争优势，无法推动医疗器械新产品的创新开发和企业管理工作上水平、上台阶，更无法适应国内外市场竞争的需要。

综合分析，如果企业被上述因素困扰，没有真正树立法规意识、质量意识，缺少创新发展，缺少危机感、责任感，将无路可走。因此，医疗器械生产经营企业面临和需要解决的首要问题，就是如何把握风险与机遇，如何适应内外环境变化，如何适应形势发展，如何适应市场竞争，如何与国际接轨。以上是每一位最高管理者都必须深思熟虑的战略性问题。

面对内外环境的不断变化，国内医疗器械生产经营企业的发展路在何方？质量管理七项原则提供了宏观理念，GB/T 42061—2022 标准提出了管理要求。随着全球医疗器械产业的高速发展，医疗器械质量认证已成为国际上对医疗器械进行产品安全监管和行政监管的有效手段。医疗器械企业发展的唯一出路在于不断开拓创新，抓管理、练内功、争市场、创效益。医疗器械组织要转变观念，不断提高思想意识，不断提升综合能力，实施 GB/T 42061—2022 质量体系标准，推进质量体系建设，通过质量体系认证，是医疗器械企业走出困境，并与国际接轨的有效途径，也是推动我国医疗器械产业健康稳定、持续发展的必由之路！

第二章
GB/T 42061—2022 标准的适用范围

GB/T 42061—2022 标准与 GB/T 19001—2016 标准相比，专业性较强，适用于不同类型、不同规模和提供不同产品的医疗器械组织。GB/T 42061—2022 标准更加具体地提出了相关的专业要求和必须遵循的法规要求，删减了 GB/T 19001—2016 标准中与医疗器械法规不相融的相关内容，对于提高组织的管理水平，促进产品质量的不断提升，提高企业的竞争力起到十分重要的保障作用。

第一节　标准的引言

一、总则/阐明概念

（一）GB/T 42061—2022 标准条款

0　引言

0.1　总则

本文件规定了质量管理体系要求，涉及医疗器械生命周期的一个或多个阶段的组织能依此要求进行医疗器械的设计和开发、生产、贮存和流通、安装、服务和最终停用及处置，以及相关活动（例如技术支持）的设计和开发或提供。本文件的要求也能用于向这种组织提供产品（例如原材料、组件、部件、医疗器械、灭菌服务、校准服务、流通服务、维护服务）的供方或其他外部方。该供方或外部方能自愿选择符合本文件的要求或按合同要求符合本文件的要求。

一些管辖区对医疗器械供应链中担任各种角色的组织应用质量管理体系有法规要求。因此，本文件期望组织：

——按照适用的法规要求识别组织的一个或多个角色；

——依据这些角色识别适用于组织活动的法规要求；

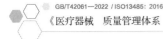
——在组织质量管理体系中融入这些适用的法规要求。

不同国家和地区适用的法规要求中的定义有所不同。组织需要按照医疗器械适用的管辖区的法规中的定义解读本文件的定义。

本文件还能用于内部和外部各方（包括认证机构）评定组织满足顾客要求、适用于质量管理体系的法规要求和组织自身要求的能力。值得强调的是，本文件所规定的质量管理体系要求是对产品技术要求的补充，这对满足顾客要求以及安全和性能方面的适用的法规要求是必要的。

采用质量管理体系是组织的一项战略决策。一个组织的质量管理体系的设计和实施受以下因素的影响：

a）组织环境、环境变化和组织环境对医疗器械符合性的影响；

b）组织不断变化的需求；

c）组织的特定目标；

d）组织所提供的产品；

e）组织所采用的过程；

f）组织的规模和组织结构；

g）适用于组织活动的法规要求。

实施本文件并不意味着需要统一不同质量管理体系的架构、统一文件或形成与本文件条款结构相一致的文件。

医疗器械的种类很多，本文件中所规定的一些专用要求只适用于指定的医疗器械类别。本文件第3章给出了这些类别的定义。

0.2 阐明概念

对本文件的下列术语或短语的说明：

——当用短语"适当时"修饰一项要求时，通常认为这项要求是适当的，除非组织能提出其他合理理由。如果一项要求对以下任何一项是必需的，则认为该项要求是适当的：

● 产品满足要求；

● 符合适用的法规要求；

● 组织实施纠正措施；

● 组织管理风险。

—— 当用术语"风险"时，在本文件范围内其应用是关于医疗器械的安全或性能要求或符合适用的法规要求。

——当一项要求需要"形成文件"时，其也需要建立、实施和保持。

——当用术语"产品"时，其也意指"服务"。产品适用于为顾客提供的或顾客要求的输出，或产品实现过程形成的任何预期输出。

——当用术语"法规要求"时，其涵盖了适用于本文件使用者的任何法律法规（例如法律、法规、条例或指令）的要求。术语"法规要求"的应用限于质量管理体系要求和医疗器械安全或性能要求。

在本文件中使用如下助动词：

——"应"表示要求；

——"宜"表示建议；

——"可"表示允许；

——"可能/能"表示可能性或能力。

"注"是理解或说明有关要求的指南。

（二）标准条文理解

（1）标准要求进行医疗器械设计和开发、生产、安装以及服务的组织应建立质量管理体系并予以实施和保持，以满足 GB/T 42061—2022 标准的要求。其涉及的众多医疗器械种类，包括有源、无源、外科植入物和非植入物、义齿、医疗器械软件以及体外诊断医疗器械产品。

（2）GB/T 42061—2022 标准规定了医疗器械质量管理体系用于满足法规的要求。判断标准是否适用时，应考虑其医疗器械产品本身的特点，以及与这些医疗器械使用有关的风险和适用的法规要求。包括适用于医疗器械和相关服务质量管理体系的法律、条例、规章或规范性文件。

（3）GB/T 42061—2022 标准的质量管理体系要求可作为：

——医疗器械设计、开发、生产、安装和服务的依据；

——内部或外部机构，包括认证机构评价组织满足顾客需求和法规要求的能力的依据；

——标准规定的质量管理体系要求与产品要求是有区别的。产品要求是针对具体产品在功能、性能、安全性、有效性、可靠性、可用性和环境适应性等方面的要求，它可以由法规、顾客或组织等相关方提出。质量管理体系要求则是对产品要求的补充，是针对组织在质量方面提出的管理要求，一个运行良好的质量管理体系能够确保组织持续稳定地生产符合要求的合格产品。

（4）当医疗器械监管辖区对质量管理体系有法规要求时，组织需要符合相应的监管法规要求，识别组织在法规中所扮演的角色以及所需要满足的法规事项，并将这些法规要求纳入质量管理体系中。例如出口欧盟的医疗器械制造商必须符合欧盟法规要求，包括取得 CE 证书、建立警戒系统等。

（5）建立质量管理体系是组织的一项重大战略性决策，最高管理者应给予充分的理解、重视和领导。组织采用什么样的质量管理体系受多种因素的影响。如组织的各种需求、具体的目标、提供的产品、采用的过程、组织的规模和结构等。统一组织质量管理体系的结构和文件不是本标准的目的。

（三）相关案例及分析

1. 概述

在标准总则中，明确了 GB/T 42061—2022 标准所规定的质量管理体系要求和目的，一是医疗器械组织进行产品设计、开发、生产、安装和服务的依据；二是相关服务的设计、开发和提供的依据；三是用于认证机构作为评价组织满足顾客和法规要求能力的依据。同时，标准也阐明了质量管理体系要求与产品要求的区别，组织质量管理体系运行良好是确保持续稳定地生产符合要求的产品的基础，所以质量管理体系要求是对产品要求的补充。

2. 案例

【例1】经常有医疗器械生产经营企业问："为什么各级药监部门或认证机构要求我们企业一定要按照 GB/T 42061—2022 标准建立质量管理体系？我们按照 GB/T 19001—2016 标准建立质量管理体系也可以呀，GB/T 42061—2022 标准中大部分的内容与 GB/T 19001—2016 标准也是一样的。"

【例2】为何医疗器械生产经营组织应按照 GB/T 42061 标准，而非 GB/T 19001 标准建立质量管理体系，才能满足自身质量体系的要求？

3. 分析

例1：标准在开篇中就指明了"本文件规定了质量管理体系要求，涉及医疗器械生命周期的一个或多个阶段的组织能依此要求进行医疗器械的设计和开发、生产、贮存和流通、安装、服务和最终停用及处置，以及相关活动（例如技术支持）的设计和开发或提供"。GB/T 42061—2022 标准明确要求只要是生产制造医疗器械产品，就应该遵循本标准的要求，建立和实施质量管理体系。

这样的提问，是对 GB/T 42061—2022 标准的理解不够深刻。GB/T 42061—2022 标准虽然是以 ISO 9001:2008 标准为基本架构，但是增加了许多医疗器械的专用要求。况且 ISO 9001:2008 标准已经从 2008 版修改为 2015 版，其文本结构也发生了重大变化，即从原来的 8 个章节修改为 10 个章节，而且对质量体系文件的要求也做了相应的调整。

例2：虽然 GB/T 42061—2022 标准与 ISO 9001:2008 标准文本结构保持一

致，但是在质量体系文件的要求上发生了重大变化。例如，从文件数量来分析，GB/T 42061—2022 标准已从 ISO 9001:2008 标准的 6 个程序文件要求，变化到 GB/T 42061—2022 标准的 44 个形成文件的要求，而且删减了 ISO 9001:2008 标准中的"顾客满意"和"持续改进"等不适于作为法规要求的某些内容。另外，在许多章节条款中还提出了有关医疗器械的专用要求，这些变化导致 GB/T 42061—2022 标准与 ISO 9001:2008 标准存在很多不同之处。因对于标准的执行不能违背"专门法优先于普通法"的原则，针对医疗器械质量管理体系的要求，GB/T 42061—2022 标准属于专门法，适用于各种不同类型医疗器械组织的设计开发、生产、安装和服务的全过程。现行的 GB/T 19001—2016 标准与 ISO 9001:2015 标准的文本结构虽然保持一致，但只是一个普通法，适用于任何组织和行业。因此，按照 GB/T 19001—2016 标准建立质量管理体系不能满足医疗器械的相关法规要求。

二、过程方法

（一）GB/T 42061—2022 标准条款

0.3　过程方法

本文件以质量管理的过程方法为基础。任何接收输入并将其转化为输出的活动均能视为过程。通常，一个过程的输出直接形成下一过程的输入。

为使组织有效运作，需要识别和管理众多相互关联的过程。为达到预期结果，由过程组成的系统在组织内的应用，连同这些过程的识别和相互作用，以及对这些过程的管理，称之为"过程方法"。

在质量管理体系中使用这种过程方法强调以下方面的重要性：

a）理解并满足要求；

b）从增值的角度考虑过程；

c）获得过程绩效和有效性的结果；

d）在客观测量的基础上改进过程。

（二）标准条文理解

（1）GB/T 42061—2022 标准鼓励组织在建立、实施质量管理体系和保持其有效性时，必须采用过程方法，以实现满足顾客要求和法规要求的目标。

（2）为实现这一目标，组织必须识别和管理众多相互关联的活动。通过对资源的使用和管理，将相互关联和相互作用的输入转化成输出的活动可视为过程。过程方法的优点是对诸过程系统中单个过程之间的联系以及过程的组合和相互作用进行连续的控制。

（3）过程方法在质量管理体系中应用时，强调以下方面的重要性：

——理解并满足要求；

——需要从增值的角度考虑过程；

——获得过程业绩和有效性的结果；

——在客观测量的基础上改进过程。

（4）在图2-1中所反映的以过程为质量管理体系模式，展示了标准第5～8章中所提出的过程关系。这种展示反映了在规定输入要求时，顾客和监管机构起着重要的作用。此外，"PDCA循环"的方法可适用于所有的过程。

P——策划：建立体系及其过程的目标，配备所需要的资源，以实现与顾客要求和组织方针保持一致的结果；

D——实施：实施所做的策划；

C——检查：根据方针、目标和要求，对过程、产品及服务进行监视和测量（适用时），并报告结果；

A——处置：必要时，采取措施以提高绩效。

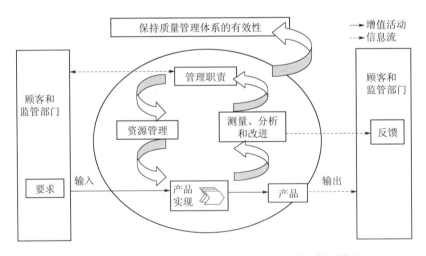

图2-1　GB/T 42061—2022 标准以过程为质量管理体系模式

（三）相关案例及分析

1. 概述

"过程方法"是质量管理体系的基础和精华所在，被称为"以过程为基础的质量管理体系模式"，应识别过程，重视过程，寻找过程之间的相互关系、顺序和作用。应监视过程，测量过程，而不只是关注过程结果。一般情况下如果过程错了，其结果一定也是错的；过程对了，结果才有可能是对的。

2. 案例

【例1】"过程方法"在实际运用中理解是比较困难的，大家虽然都知道质量管理体系四大过程（管理职责、资源管理、产品实现、测量分析改进），但是对如何在实际工作中充分运用、如何进行文件化的管理以及这些过程之间如何接口的问题就不是十分理解。类似案例在本书中有很多，可以自行查找。"PDCA 循环"方法可以运用到一个大的系统，也可以运用于一个小的过程，如生产过程中的某一道工序，就是一个过程。

【例2】企业在快速发展中实现某个过程，是否可以简化"PDCA 循环"中的步骤，以达到较高的效率？

3. 分析

例1："过程方法"的要求在标准中写得非常精练，标准的原文是"本文件以质量管理的过程方法为基础。任何接收输入并将其转化为输出的活动均能视为过程。通常，一个过程的输出直接形成下一过程的输入。为使组织有效运作，需要识别和管理众多相互关联的过程。为达到预期结果，由过程组成的系统在组织内的应用，连同这些过程的识别和相互作用，以及对这些过程的管理，称之为'过程方法'"。

"PDCA 循环"方法的过程模式就是在识别过程的基础上进行理解的，其内涵是做任何工作都应事先进行策划，按照策划的内容安排去实施，在实施的过程中不断进行检查、验证或确认策划中的不足，不断改进，去粗取精，去伪存真，使每件事情的过程和目标清晰，一目了然，形成一套富有组织自身特色的工作方法。正确理解"PDCA 循环"方法可以归纳为：我们做任何事情都应"策划在先，评价在后，全程受控"。

例2："PDCA 循环"指计划（plan）、执行（do）、检查（check）、处理（action），环环相扣，缺一不可。日常工作中，只有把每个环节的要求落实到位，做精做细，才能确保下一个环节的正确实施。只有每个过程都按照"PDCA 循环"的原理进行运转，最终才能形成一个完整的闭环管理。并且通过持续的螺旋上升，才能确保质量管理体系的有效性。

三、与 YY/T 0287 标准的关系

（一）GB/T 42061—2022 标准条款

0.4 与 YY/T 0287 的关系

ISO 13485 历次版本均已转化为 YY/T 0287，附录 A 给出了本文件与 YY/T 0287—2003 的内容对比。

（二）标准条文理解

两个标准均采用翻译法等同转化 ISO 13485:2016 标准，新国标相较于 YY/T 0287 标准无新增要求，也无要求的改变。YY/T 0287—2017 标准已发布实施五年，在本次升级国标中兼顾了与法规和相关标准的协调，同时考虑了标准的易读性、易理解性与贯标工作量，最低限度地修改了标准译文。

（1）新国标作为医疗器械法规技术支撑，在术语 3.11 增加了"注 2"，与法规定义协调一致。

（2）补充原文遗漏，在附表 B.1 中增加了"B 8.3.4"及对应 GB/T 19001 条款。

（3）根据 YY/T 0287—2017 标准反馈，同时为了便于读者理解，采用修改词语或调整语序的方式，纠正或完善表述，均为编辑性修改，要求无变化，如 3.2、3.5、4.2.3 等。

——为与同期修订的归口其他标准的术语协调一致，优化了术语"授权代表"（见 3.2）、"经销商"（见 3.5）、"制造商"（见 3.10）、"医疗器械族"（见 3.12）的定义的表述；

——修改了 4.2.3 医疗器械文档要求的表述；

——修改了 4.2.5 关于保密健康信息要求的表述、记录保存期限的表述；

——修改了 7.3.10 医疗器械设计和开发文档的表述。

（4）与 GB/T 42062—2022 标准协调，修改了术语 3.17 和 3.18；

（5）为便于读者了解新国标与 YY/T 0287 标准的关系，在引言 0.4 中予以明确。

（三）相关案例及分析

1. 概述

GB/T 42061—2022 等同转化了 ISO 13485:2016 版标准，与现行的 YY/T

0287—2017 标准在技术要求上基本无变化。但是，为什么新国标在我国实施 ISO 13485 的历程上具有里程碑的意义呢？首先，由行业标准升为国家标准，在标准的影响力和影响范围上发生了巨大变化。其次，为适应 ISO 13485 标准适用范围的变化，并满足不同类型医疗器械组织的应用需求，YY/T 0287 标准升为国家标准，对于我国医疗器械组织走向国际市场、参与国际贸易、打造中国品牌都有着十分重大的深远意义。

2. 案例

【例 1】 ISO 13485:2016 标准已经实施 7 年多，并于 2017 年等同转化为行业标准 YY/T 0287—2017，现在再次将其升级为国家标准，是否又会面临修订呢？

【例 2】 新国标的采用，未来对我国医疗器械产业的发展会带来哪些新的挑战和机遇？如何利用已经做过 ISO 9001 标准认证的剩余价值？

3. 分析

例 1：很多人会有这样的顾虑，从 ISO 13485:2016 的稳定性和成熟度考虑，将 YY/T 0287—2017 升级为国家标准，目前是最佳时机。在 2019 年 ISO/TC 210 第二十二届年会伦敦会议决议中，明确 ISO 13485:2016 标准保持五年继续有效。因 ISO 13485 标准对各国法规也具有重大影响，从法规监管效力的延续性考虑，ISO 13485 在近期很难进行重大调整。同时，美国 FDA 也建议通过引用 ISO 13485:2016 标准，修改 QSR 法规中有关医疗器械 CGMP 的要求，这也从侧面证实了 2016 版的 ISO 13485 标准在全球医疗器械质量管理的成熟度和世界各国的认可度。

例 2：新国标的正式发布生效，以及新国标的影响力和影响范围的进一步扩大，将有助于其他行业跨界融合，有利于核心技术和关键部件的研发，助力医疗器械产业链、聚集区产品质量不断提高；助力企业质量管理和行业监管水平提升；助力打造中国品牌；助力医疗器械产业创新发展。

四、与 GB/T 19001 标准的关系

（一）GB/T 42061—2022 标准条款

0.5　与 GB/T 19001 标准的关系

本文件是一个以 GB/T 19001—2008 为基础的独立标准。为方便使用者，附录 B 给出了本文件和 GB/T 19001—2016（代替 GB/T 19001—2008）的对应关系。

本文件旨在促进用于质量管理体系的适当法规要求的协调一致，该体系应用于涉及医疗器械生命周期的一个或多个阶段的组织。本文件包含了对涉及医疗器械生命周期的组织的一些专用要求，删除了 GB/T 19001 中不适于作为法规要求的那些要求。由于这些删减，质量管理系统符合本文件的组织不能声称符合 GB/T 19001，除非其质量管理体系满足 GB/T 19001 的所有要求。

（二）标准条文理解

（1）GB/T 42061—2022 标准规定了质量管理体系要求，且应符合医疗器械行业的法律法规。该标准遵循 ISO 9001:2008 标准的格式、结构、过程方法。该标准与 ISO 9001:2008 标准的不同之处在于，它规定了相关医疗器械的专用要求，没有包含持续改进和顾客满意的明确要求，重点提出了满足法规要求的符合性。

（2）GB/T 42061—2022 标准包括 ISO 9001:2008 标准中所包含的通用质量管理体系要求，组织可依此要求进行医疗器械的设计和开发、生产、安装和服务的提供。

（三）相关案例及分析

1. 概述

本节主要解释 GB/T 42061—2022 标准与 ISO 9001:2008 标准之间的关系，本标准是以 ISO 9001:2008 为基础，同时根据医疗器械生命周期的质量管理要求，对 ISO 9001:2008 标准中有关不适用的内容进行了增删。

2. 案例

【例 1】在学习 GB/T 42061—2022 标准时发现有 80% 的内容与 ISO 9001:2008 标准是一样的，组织只要在 ISO 9001:2008 标准的基础上增加一些满足 GB/T 42061—2022 标准特点的内容就可以达到标准的要求了，没有必要完全按照 GB/T 42061—2022 标准去做，这样可以节省很多资源。

【例 2】企业利用做过的 ISO 9001 标准认证的剩余价值，是不是可以理解为满足 GB/T 42061—2022 标准要求的同时也满足 ISO 9001 标准的要求？

3. 分析

例 1：从两个标准的结构形式和大部分内容来分析，有很多内容是一致的，因为它们都是质量管理体系标准，有些要求都是共性的内容，这也是可以理解的。但是两个标准在要求的角度上却有很大区别，GB/T 42061—2022 标准删减了"持续改进""顾客满意"等 ISO 9001:2008 标准的内容，要求组织建立"医疗器械文档""产品批记录"和发布"忠告性通知""不良事件通告"程序，以及对医疗器械产品进行风险管理等内容。因此，这两个质量管理体系的内涵不能混为一谈，应分清这两者之间的差异。

例 2：满足 GB/T 42061 标准要求不等于满足 ISO 9001 标准要求。如果要同时满足两个标准的要求，可以在基于 GB/T 42061—2022 标准的质量管理体系中增加 ISO 9001 标准的要求及相关措施，如表 2 - 1 所示。

表 2 - 1　GB/T 42061—2022 在 ISO 9001 基础上增加的内容

序号	与 ISO 9001 标准的区别点	相关措施
1	以客户为中心；ISO 9001 质量体系标准的主要重点是关注客户满意度	增加客户满意度的流程，并定期实施客户满意度调查，在质量手册中增加客户满意度的内容
2	ISO 9001 标准强调持续改进，GB/T 42061 标准强调符合法规的要求	在质量手册中增加持续改进的内容
3	GB/T 42061 标准中关于删减的规定与 ISO 9001 标准不同，ISO 9001 标准仅能删减 7.1.4 和 8	应对删减条款做出说明
4	与 ISO 9001 标准相比较，GB/T 42061 标准没有过程模式图	在质量手册中增加过程管理模式图及相关内容

五、与其他管理体系的相容性

（一）GB/T 42061—2022 标准条款

0.6　与其他管理体系的相容性

本文件不包括针对其他管理体系的要求，如环境管理、职业健康与安全管理或财务管理的特定要求。然而本文件使组织能够将其自身的质量管理体系与相关的管理体系要求相协调或整合。组织为了建立符合本文件要求的质量管理体系，可能会改变其现行的一个或多个管理体系。

（二）标准条文理解

（1）组织遵循 GB/T 42061—2022 质量管理体系标准要求，不能简单地被认为是符合了国家或地区的法规要求。组织应有责任去识别和确定对相关法规要求的符合性和适宜性。

（2）组织为了建立符合 GB/T 42061—2022 标准的质量管理体系，可能需要改变现行的管理体系。组织可以将质量管理体系与其他相关的管理体系进行整合后形成一体化的体系。

（三）相关案例及分析

1. 概述

本节讨论了与其他管理体系相容性的问题。GB/T 42061—2022 标准指明"本文件不包括针对其他管理体系的要求"，也就是说标准提出的要求在其他管理体系中并不要求一定遵守，除非将这些管理体系整合在一起。但是对于整合体系来说可能会改变现行的管理模式，所以企业在整合前应充分考虑与其他管理体系整合后的完整性，否则可能造成管理体系中标准要素的缺失。

2. 案例

【例1】某公司以生产橡胶制品为主，主要产品包括电子产品中的橡胶制品、汽车用橡胶密封件等。公司已分别按照 ISO 9001、ISO 14001、ISO/TS 16949、OHSAS 18001 等标准建立了管理体系，现在又开发与医疗器械有关的医用橡胶产品，设想将已经建立的 ISO 9001、ISO 14001、ISO/TS 16949、OHSAS 18001 的管理体系与 GB/T 42061—2022 标准的质量管理体系进行整合，这样做可以吗？如果可以，应如何进行整合？

【例2】GB/T 42062—2022《医疗器械 风险管理对医疗器械的应用》生效后，如何通过质量管理体系实施应用？

3. 分析

例1：这样做是完全可以的，GB/T 42061—2022 标准在"0.6 与其他管理体系的相容性"中明确指出："本文件使组织能够将自身的质量管理体系与相关的管理体系要求相协调或整合。组织为了建立符合本文件要求的质量管理体系，可能会改变其现行的一个或多个管理体系。"所以，建立一个一体化的管理体系（或整合体系），应符合一体化体系中每一项管理要求。但是，整合后的管理体系可能改变企业现行的管理体系模式。因此，在标准的执行过程中应兼顾一体化管理体系中其他管理体系的要求，至于如何进行整合，其宗旨只有一个，就是符合一体化管理体系中每一项管理体系的所有要求（除非某些要求在企业中不适用）。

例2：为确保风险管理过程有效运行，结合 GB/T 42061—2022 质量管理体系的要求，将"风险管理过程""管理职责""人员能力""风险管理计划""风险管理文档"的要求形成文件。通过建立风险管理控制程序或形成作业指导书，阐述风险管理的要求，以确保在医疗器械全生命周期的每个阶段实施风险管理，也可以在产品实现等过程（如 GB/T 42061—2022 第 7 章　产品实现和 8.2.1　反馈）中融入风险分析的要求。

第二节　标准的应用范围

GB/T 42061—2022 标准适用于设计开发、生产制造、经营销售、安装服务等不同类型的医疗器械组织，针对一些特定的医疗器械提出了专用要求，为需要证实其有能力提供持续满足顾客要求和适用的法规要求的医疗器械组织规定了质量管理体系要求。

一、范围

（一）GB/T 42061—2022 标准条款

1　范围

本文件为需要证实自身有能力提供持续满足顾客要求和适用的法规要求的医疗器械和相关服务的组织规定了质量管理体系要求。这类组织能涉及医疗器械生命周期的一个或多个阶段，包括医疗器械的设计和开发、生产、贮存和流通、安装或服务，以及相关活动（例如技术支持）的设计和开发或提供。本文件也能用于向这类组织提供产品（包括与质量管理体系相关的服务）的供方或外部方。

除非明确规定，本文件的要求适用于各种规模和类型的组织。本文件中应用于医疗器械的要求同样适用于组织提供的相关服务。

对于本文件所要求的适用于组织但不是由组织实施的过程，在质量管理体系中组织通过监视、维护和控制这些过程对其负有责任。

如果适用的法规要求允许对设计和开发控制进行删减，则这能作为在质量管理体系中将其删减的理由。若这些法规要求能提供其他方法，这些方法要在质量管理体系中予以说明。组织有责任确保在符合本文件的声明中明确对设计和开发控制的任何删减。

本文件第 6 章、第 7 章或第 8 章中的任何要求，如果因组织开展的活动或质量管理体系所涉及的医疗器械的特点而不适用时，组织不需要在其质量管理体系中包含这样的要求。对于经确定不适用的任何条款，组织按照 4.2.2 的要求记录其理由。

（二）标准条文理解

GB/T 42061—2022 标准的主要目的是促进和协调医疗器械质量管理体系满足法规要求的实施。

（1）标准为需要证实其有能力持续提供满足顾客要求和适用的法规要求的医疗器械和相关服务的组织规定了建立和实施质量管理体系的要求。

（2）GB/T 42061—2022 标准中对某些产品实现过程中的专用要求可以被合理地省略，即这些要求或者被"删减"，或者可能"不适用"。然而，对于医疗器械组织来说，重要的是要在组织的质量手册中说明任何删减或不适用的细节及其合理性。由于标准中规定了在组织的质量管理体系中可以删减某些不影响组织提供满足顾客要求和适用的法规要求的能力或责任的产品实现要求，因此组织应确保对所作的此类删减或不适用的条款说明理由。

（3）GB/T 42061—2022 标准中的所有要求，对于提供各类产品或服务医疗器械的组织来说，不论其类型和规模如何，都是适用的。

（4）如果适用的法规要求允许对设计开发控制进行删减，则"7.3 设计和开发"条款可以删减，该法规要求可以作为说明删减合理性的理由，其由设计开发活动所获得的安全性、有效性，可以用其他手段（如型式试验）来保证。但组织仍有责任满足 GB/T 42061—2022 标准中 7.2、7.4、7.5 和 7.6 条中产品实现的要求。

（5）GB/T 42061—2022 标准规定组织可以根据质量管理体系中医疗器械产品的性质，而决定不适用产品实现过程中的某些要求。例如，组织的生产和服务提供过程中若没有涉及顾客财产，则可以删减 7.5.10 条；医疗器械经营企业若没有产品性能检测仪器，则可以删减 7.6 条；提供一次性使用无菌医疗器械产品的组织，若没有涉及其他内容，则在质量管理体系中没有必要包含与安装或服务相关的要求；提供非无菌医疗器械产品的组织，其质量管理体系中也没有必要包含与灭菌相关的要求。

（6）对于医疗器械组织来说，重要的是要仔细审阅并充分理解 GB/T 42061—2022 标准第 7 章的所有要求，识别适用于组织运作的那些要求。一旦将这些要求识别出来，组织有责任遵守 GB/T 42061—2022 标准 7.1 条的要求，并完成与产品实现过程有关的策划活动。例如，某医疗器械组织准备把产品设计开发过程交由组织质量管理体系以外的机构完成，在这种情况下，即使该组织自己没有完成设计开发活动，也不能认为 7.3 条的要求是不适用的。组织仍有责任满足 7.3 条的要求，除非法规允许删减。

（三）相关案例及分析

1. 概述

组织在进行医疗器械设计开发、生产、包装、贮存、销售、服务或安装过程中，应遵循一定的规则，而 GB/T 42061—2022 标准给出了这些规则。当然，医疗器械组织可以不参照 GB/T 42061—2022 标准建立管理过程，其管理模式可能优于 GB/T 42061—2022 标准要求，这一点在标准中也做了相关说明。但是，GB/T 42061—2022 标准是医疗器械生产经营组织的经验总结，具有普遍的指导意义，并给出了组织建立质量管理体系的准则和框架。医疗器械组织可以参照 GB/T 42061—2022 标准要求，并结合自身的特点创立管理模式，其要求可以高于 GB/T 42061—2022 标准要求。目前，虽然医疗器械生产经营组织在产品或服务方面可以满足这些要求，但是在管理体系方面未必可以做到，因为这些要求需要得到共同认可，否则就会因其特殊性而失去普遍性的意义。

在本节中，GB/T 42061—2022 标准规定组织可以根据产品实现过程中的具体情况对相关不适用条款进行合理的删减，即将识别删减内容或不适用条款的决定权给予企业。对于确定不适用或删减内容是否正确，标准给出了 2 个相关条件，即"产品满足要求、符合适用的法规要求、组织实施纠正措施、组织管理风险"。组织一旦发现确定的删减或不适用条款是错误的，应立即进行纠正并予以满足。标准对这项删减或不适用的内容为组织的管理活动提供了一个较大的空间。

2. 案例

【例1】某企业从塑胶制品生产转型到医疗器械生产，现有的质量管理体系运行良好，不愿意因为生产医疗器械而改变现有的质量管理模式，认为按照现有的质量管理模式一样可以生产出合格的医疗器械产品。

【例2】某企业的《质量手册》是这样写的：

1.2 应用

1.2.1 本《质量手册》适用于公司生产的以非无菌形式提供的敷料产品的生产和销售。

1.2.2 由于本公司产品为以非无菌形式提供的敷料，也无安装要求，确认"7.5.2 产品的清洁、7.5.3 安装活动、7.5.5 无菌医疗器械的专用要求、7.5.7 灭菌过程和无菌屏障系统确认的专用要求"为不适用并予以删减，删减符合法规要求，且不影响满足顾客要求。

3. 分析

例1：企业从塑胶制品生产转入医疗器械行业，产品要求已经发生了巨大变化，例如，GB/T 19001 标准允许不合格品降级使用，而 GB/T 42061 标准原则上不允许降级使用，这就是医疗器械产品的核心内容——安全、有效。在产品要求发生变化后，其原有的质量管理模式应当进行变更，否则就不能满足医疗器械的法规要求。因此，为满足法规要求，企业应按照 GB/T 42061 标准要求，建立新的质量管理体系以确保医疗器械的安全、有效。

例2：由于以非无菌形式提供的敷料产品需要在出厂前进行清洁处理，因此"7.5.2 产品的清洁"不能删减。"7.5.3 安装活动""7.5.5 无菌医疗器械的专用要求""7.5.7 灭菌过程和无菌屏障系统确认的专用要求"为不适用条款，可以考虑删减。对于不适用条款的删减，应在《质量手册》中予以详细说明。

第三节 规范性引用文件

GB/T 42061—2022 标准引用了 GB/T 19000—2016《质量管理体系 基础和术语》标准中的术语定义。但是，随着 ISO 9000 族标准的不断修改，其相关的术语定义也发生了较大变化，为此，组织在引用相关文件时，可以参考最新版本的要求。

规范性引用文件

（一）GB/T 42061—2022 标准条款

2 规范性引用文件

下列文件中的内容通过文件中的规范引用而构成本文件必不可少的条款。其中，注日期的引用文件，仅该日期对应的版本适用于本文件；不注日期的引用文件，其最新版本（包括所有的修改单）适用于本文件。

GB/T 19000—2016 质量管理体系 基础和术语（ISO 9000:2015，IDT）

（二）标准条文理解

（1）明确了 GB/T 42061—2022 标准的规范性引用文件是 GB/T 19000—2016

《质量管理体系　基础和术语》。

（2）对于注明日期的引用文件，其随后的修订均不适用于本标准，但鼓励标准的使用者探讨采用文件最新版本的可能性。对于未注明日期的引用文件应采用其最新版本。

（三）相关案例及分析

1. 概述

文件的版本是否有效关系到企业质量管理体系及产品质量要求的改变，当产品标准发生变化时，若不按照新版标准执行，可能会导致质量体系不符合或产品质量不合格，原因是新标准对体系或产品的要求发生了变化。因此，医疗器械制造商应及时收集并更新相关的法律法规和标准，保持引用文件为最新版本。

2. 案例

【例1】某质量认证机构的审核员在某企业查看产品出厂标准时，随行的技术专家发现该企业产品出厂标准中所引用的相关产品标准已在3个月前就进行了修订，并发布了新的版本且已实施，其检验要求也提高了。但该企业没有及时更新并执行新标准，生产的产品仍引用和执行旧版标准，导致产品不符合新标准的要求。该企业的管理者到技术部门了解外来文件的管理情况时，得知负责此项工作的专职人员因故于两个月前请假回家了，目前尚未返回。

【例2】目前，医疗器械标准和法规更新频繁，企业如何管理才能从容应对，确保企业质量管理体系的合规性，确保产品的安全有效、质量可控？

3. 分析

例1：由于相关产品标准、法律法规等发生变化，企业按照旧标准生产的产品不合格，造成巨大损失，这些情况是时有发生的。如果企业没有及时更新并执行，待产品投入市场后被顾客投诉或退回才发现问题则为时已晚。所以，企业应及时收集最新版本标准，或定期与相关法律法规和标准化行政管理部门、网站进行联系，以获得最新版本的文件。同时要进行日常监督检查，更新文件，发现问题并及时纠正，以保存和执行文件的最新版本。

例2：首先，为适应法规和标准的更新要求，应配备适宜的资源，及时识别和了解法规、标准的变化情况，并在企业内部进行相应的培训宣贯。其次，应对企业的质量体系和医疗器械产品进行评估，及时采取针对性的改进措施，并在新法规、新标准生效前的过渡期内完成，从而确保其符合性。

第四节 术语和定义

GB/T 19000—2016 标准给出了 138 个有关质量管理体系通用的基础术语和定义，GB/T 42061—2022 标准给出了有关医疗器械方面的 20 个专用术语和定义，组织在建立质量管理体系时应优先使用这些术语和定义。

术语和定义

（一）GB/T 42061—2022 标准条款

3 术语和定义

GB/T 19000—2016 界定的以及下列术语和定义适用于本文件。

3.1 忠告性通知 advisory notice

在医疗器械交付后由组织发布的旨在以下方面给出补充信息或建议要采取措施的通知：

——医疗器械的使用；

——医疗器械的改动；

——医疗器械返回组织，或

——医疗器械的销毁。

注：忠告性通知的发布要符合适用的法规要求。

3.2 授权代表 authorized representative

在某个国家或管辖区内设立的自然人或者法人，其接受制造商书面授权，代表制造商执行该国家或管辖区的法律规定的义务有关的特定任务。

（来源：GHTF/SG1/N055:2009，5.2）

3.3 临床评价 clinical evaluation

评估和分析与医疗器械有关的临床数据以验证该器械按制造商的预期使用时的临床安全和性能。

（来源：GHTF/SG5/N4:2010，第 4 章）

3.4 投诉 complaint

宣称已从组织的控制中放行的医疗器械存在与标识、质量、耐用性、可靠性、可用性、安全或性能有关的缺陷或宣称影响这些医疗器械性能的服务存在不足的书面、电子或口头的沟通。

注："投诉"的此定义不同于 GB/T 19000—2016 界定的定义。

3.5　经销商 distributor

供应链中代表其自身促使最终用户获得医疗器械的自然人或法人。

注1：供应链中可能涉及多个经销商。

注2：供应链中代表制造商、进口商或经销商的涉及诸如贮存和运输活动的人员不是本定义中的经销商。

（来源：GHTF/SG1/N055：2009，5.3）

3.6　植入性医疗器械 implantable medical device

只能通过医疗或外科手术去除的医疗器械，预期其：

——被全部或部分导入人体或自然腔道中；或

——替代上皮表面或眼表面；

——并且保留至少30天。

注：植入性医疗器械的定义包含有源植入性医疗器械。

3.7　进口商 importer

在供应链中使其他国家或管辖区制造的医疗器械在所要上市的国家或管辖区可销售的第一个自然人或法人。

（来源：GHTF/SG1/N055:2009，5.4）

3.8　标记 labelling

与医疗器械的标识、技术说明、预期用途和正确使用有关的标签、使用说明和任何其他信息，但不包括货运文件。

（来源：GHTF/SG1/N70:2011，第4章）

3.9　生命周期 life-cycle

在医疗器械生命中，从初始概念到最终停用和处置的所有阶段。

（来源：GB/T 42062—2022，3.8）

3.10　制造商 manufacturer

以其名义制造预期可获得的医疗器械并负有医疗器械设计和/或制造责任的自然人或法人，无论此医疗器械的设计和/或制造是由该自然人或法人进行或由他人代表其进行。

注1：此"自然人或法人"对确保符合医疗器械预期可获得或销售的国家或管辖区的所有适用的法规要求负有最终法律责任，除非该管辖区的监管机构（RA）明确将该责任强加于另一自然人或法人。

注2：在其他 GHTF 指南文件中说明了制造商的责任。这些责任包括满足上市前要求和

上市后要求，比如不良事件报告和纠正措施通知。

注3："设计和/或制造"包括医疗器械的规范制定、生产、制造、组装、加工、包装、重新包装、标记、重新标记、灭菌、安装或再制造；或为了医疗目的而将多个器械，还可能包括其他产品，组合在一起。

注4：为个体患者按照使用说明组装或改装由他人提供的医疗器械的任何自然人或法人，如果组装或改装不改变医疗器械的预期用途，就不是制造商。

注5：不是以原制造商的名义更改医疗器械的预期用途或改动医疗器械的任何自然人或法人，使器械以其名义提供使用，宜认为是改动后的医疗器械的制造商。

注6：不覆盖或改变现有标记，只将自己的地址和联系方式加在医疗器械上或包装上的授权代表、经销商或进口商，不被认为是制造商。

注7：纳入医疗器械监管的附件，负责设计和/或制造该附件的自然人或法人被认为是制造商。

（来源：GHTF/SG1/N055:2009，5.1）

3.11 医疗器械 medical device

用于人类的仪器、设备、工具、机械、器具、植入物、体外使用试剂、软件、材料或其他类似或相关物品，其预期使用由制造商确定，不论单独使用或组合使用，以达到下列一个或多个特定的医疗目的：

——疾病的诊断、预防、监护、治疗或缓解；

——损伤的诊断、监护、治疗、缓解或补偿；

——生理结构或生理过程的查验、替代、调节或支持；

——生命的支持或维持；

——妊娠控制；

——医疗器械的消毒；

——通过对取自人体的样本进行体外检查的方式来提供信息；

并且其在人体内或人体上的主要预期效用不是通过药理学、免疫学或代谢的方式实现，但这些方式可辅助实现预期功能。

注1：在一些管辖区可认为是医疗器械但在另一些管辖区不认为是医疗器械的产品包括但不限于：

——消毒物；

——残障人士的辅助器具；

——包含动物和/或人体组织的器械；

——用于体外受精或辅助生殖技术的器械。

注2：我国法规《医疗器械监督管理条例》（国务院令739号）中医疗器械的定义如下：医疗器械，是指直接或间接用于人体的仪器、设备、器具、体外诊断试剂及校准物、材

料以及其他类似或者相关的物品，包括所需要的计算机软件；其效用主要通过物理等方式获得，不是通过药理学、免疫学或者代谢的方式获得，或者虽然有这些方式参与但只是起辅助作用；其目的是：

——疾病的诊断、预防、监护、治疗或者缓解；

——损伤的诊断、监护、治疗、缓解或者功能补偿；

——生理结构或者生理过程的检验、替代、调节或者支持；

——生命的支持或者维持；

——妊娠控制；

——通过对取自人体的样本进行检查，为医疗或者诊断目的提供信息。

（来源：GHTF/SG1/N071:2012，5.1，有修改）

3.12　医疗器械族 medical device family

由同一组织或为同一组织制造的，具有与安全、预期用途和功能有关的、相同的基本设计和性能特征的成组医疗器械。

3.13　性能评价 performance evaluation

评定和分析数据以确立或验证体外诊断医疗器械实现其预期用途的能力。

3.14　上市后监督 post-market surveillance

收集并分析从已经上市的医疗器械所获得的经验的系统性过程。

3.15　产品 product

过程的结果。

注1：有下列四种通用的产品类别：

——服务（如运输）；

——软件（如计算机程序、字典）；

——硬件（如发动机机械零件）；

——流程性材料（如润滑油）。

许多产品由分属于不同产品类别的成分构成，其属性是服务、软件、硬件或流程性材料取决于产品的主导成分。例如：产品"汽车"是由硬件（如轮胎）、流程性材料（如燃料、冷却液）、软件（如：发动机控制软件、驾驶员手册）和服务（如销售人员所做的操作说明）所组成。

注2：服务通常是无形的，并且是供方和顾客接触面上需要完成至少一项活动的结果。服务的提供可涉及，例如：

——在顾客提供的有形产品（如需要维修的汽车）上所完成的活动；

——在顾客提供的无形产品（如为准备纳税申报单所需的损益表）上所完成的活动；

——无形产品的交付（如知识传授方面的信息提供）；

——为顾客创造氛围（如在宾馆和饭店）。

软件由信息组成，通常是无形产品，并可以方法、报告或程序的形式存在。

硬件通常是有形产品，其量具有计数的特性。流程性材料通常是有形产品，其量具有连续的特性。硬件和流程性材料经常被称为货物。

注3："产品"的此定义不同于 GB/T 19000—2016 界定的定义。

（来源：GB/T 19000—2008①，3.4.2，有修改）

3.16 采购产品 purchased product

由组织质量管理体系以外的一方提供的产品。

注：提供产品未必推断出商业或财务安排。

3.17 风险 risk

伤害发生概率和该伤害严重度的组合。

注："风险"的此定义不同于 GB/T 19000—2016 界定的定义。

（来源：GB/T 42062—2022，3.18）

3.18 风险管理 risk management

将管理方针、程序及其实践系统地应用于分析、评价、控制和监视风险的活动。

（来源：GB/T 42062—2022，3.24）

3.19 无菌屏障系统 sterile barrier system

防止微生物进入并能使产品在使用地点无菌取用的最小包装。

（来源：GB/T 19633.1—2015，3.22）

3.20 无菌医疗器械 sterile medical device

预期满足无菌要求的医疗器械。

注：对医疗器械无菌的要求，能按照适用的法规要求或标准执行。

（二）标准条文理解

（1）GB/T 19000—2016 标准中确立的术语和定义适用于 GB/T 42061—2022 标准。标准中供应链的组织关系是指组织为了满足顾客要求，在供方、组织与顾客之间，实现以产品为中心所形成的一种供应关系。

（2）GB/T 19000 标准对供方、组织、顾客给出了以下定义：

——"供方"的定义为"提供产品的组织或个人"。

——"组织"的定义为"职责、权限和相互关系得到安排的一组人员及设施"。

——"顾客"的定义为"接受产品的组织或个人"。

---

①被 GB/T 19000—2016 代替。

从定义可看出，"供方"和"顾客"是一个组织在不同情况下的称呼。一个组织在接受产品的情况下，就是"顾客"；在提供产品的情况下，就是"供方"。

（3）根据产品的定义和通用类别的划分，由于服务是一种特殊性的产品，GB/T 42061—2022 标准中所规定的产品也可以理解为组织所提供的相关服务。

（4）医疗器械产品的类型：

——硬件：包括任何仪器、装置、工具、机器、设备、植入物。

——软件：计算机程序、作业指导书文件。

——流程性材料：检验用试剂、纱布、透明质酸钠、胶原蛋白海绵、齿科印膜材、水门汀。

——服务：安装、维修、保养。

（5）GB/T 19000 标准 3.4.2 条注 2 中给出有关服务的概念：服务通常是无形的，并且是在供方和顾客接触面上至少需要完成的一项活动的结果。服务的提供可涉及：

——在顾客提供的有形产品上所完成的活动。

——在顾客提供的无形产品上所完成的活动。

——无形产品的交付。

——为顾客创造氛围。

（6）GB/T 42061—2022 标准中有关医疗器械的多个术语和定义是通用的，若国家或地区法规给出的定义与标准的定义有差异，则应优先按照法规的定义解释。

①忠告性通知

忠告性通知是指医疗器械交付后发现的、事先未考虑到，但又影响使用的安全性和有效性，且涉及产品责任问题时所采取的应对措施。

制造商在医疗器械交付后，若发现问题需要采取纠正或预防措施时，应以发布忠告性通知的形式告知顾客、代理商、经销商、政府行政监管部门、第三方认证机构或法规要求的相关方。

制造商提供的应对措施可能涉及以下方面：

——医疗器械的使用：告知使用时应注意的事项或应对措施，而这些信息和要求在医疗器械交付前是未考虑到和未告知的。

——医疗器械的改动：告知医疗器械在型式、结构上进行改动的部分。应关注这些改动可能影响医疗器械的临床使用功能和性能。

——医疗器械退回组织：当医疗器械出现问题且用户难以处理时，需退回组织，或退货换货，或修理，退回组织也可称为"召回"处理。

——医疗器械的销毁：当医疗器械失去处理意义时，可退回组织销毁，或就地销毁，或异地销毁，或指定场所销毁。处理时应注意是否涉及影响环境问题。

②授权代表

——只在一个国家或辖区内有效，符合国家或辖区的法律法规要求。如美国代理，至少要满足在美国有固定的电话联系方式。

——由制造商任命，并签有协议，规定了相关法规所要求的双方职责。

——代表制造商在所在辖区或国家行使法规规定的义务，如欧盟代表需要为制造商传达在欧洲市场产品所发生的不良事件。

——授权代表可以是自由人，也可以是法人。

③临床评价

——临床评价是用来验证医疗器械临床使用的安全性与有效性。

——临床试验的医疗器械必须在预期使用的环境下，评价制造商所承诺的预期用途是否满足。临床试验是设计确认的一种方式。

——由制造商进行评定和分析医疗器械的临床数据，并且在预期使用的环境下。

④投诉

投诉是指顾客针对已经上市的、制造商认为是合格的医疗器械在特性、质量、耐用性、可靠性、可用性、安全及性能方面不满意的一种宣称和表示，投诉的形式包括书面、口头、电讯等方式。

制造商应以积极的态度对待顾客投诉，除了采取相应的纠正措施外，还可以从中获得信息，寻找和识别改进的机会。

⑤经销商

——促进终端用户更方便地获得产品的自然人或法人。

——供应链上的一个环节，组织可以拥有一个或多个经销商。

⑥植入性医疗器械

植入性医疗器械包括有源和无源植入性医疗器械，如人工心脏瓣膜、心脏起搏器、植入式神经刺激器、人工晶体、宫内节育器、人工关节、血管内支架、食道内支架等。

植入的程度：

——全部植入人体。

——部分植入人体。

——介入自然腔口。

——替代上表皮或眼表面。

植入和取出手段：

——通过外科开刀切口手段植入和取出。

——通过自然腔口插入或外科手段植入和取出。

术后保留时间：

——30 天以上，不是短时间的侵入和介入。

⑦进口商

——将另一个国家或管辖区域内生产的医疗器械引入所销售国家或管辖区域的自然人或法人。

——在供应链上属于首次引入。

⑧标记

标记是指医疗器械最终产品的标识标注，可以是书写品、印刷品、图示物或电子媒体形式。标记可以贴在医疗器械、包装物上，或者和医疗器械一起随附提供。

标记是医疗器械产品的组成部分，是制造商除实物以外向顾客提供产品正常使用和向社会提供满足法规要求的不可缺少的信息。标记的内容很广泛，包括医疗器械标识、技术说明和使用说明的资料等。

医疗器械的货运、交付文件如铁路运单等不属于标记范围，但制造商出具的装箱单和货物明细表等则属于标识。

相关国家或地区法规都对医疗器械产品标识做出了明确规定，产品标准也有对标识的规定。正确地标识产品是确保医疗器械安全有效的手段之一，制造商应对产品和标识承担责任。如果标识不符合要求，可以判定为产品不合格。

⑨生命周期

——医疗器械从初始概念设计开始到最后退出市场和销毁的整个过程或阶段。

——医疗器械的整个生命周期都需要按照法规要求进行监管，都需要引入风险管理要求。

⑩制造商

——制造商是将产品推向市场的法人或者自然人。

——制造商可以委托他人设计和/或制造产品。

⑪医疗器械

医疗器械是预期用于人类的设备或物品，可以单独使用或组合使用。其作用原理不是通过药理学、解剖学、免疫学或代谢手段获得的，但可能利用这些手段的辅助作用。

医疗器械可以通过形态、目的、作用来界定，必要时由国家或地区法规确定，可直接作用于人体体内或体表，以提供检查诊断资料或信息。以下产品可能在某些国家或管辖区域内被认为是医疗器械，而在其他国家或管辖区域内不被认为是医疗器械：

——消毒物。

——残障人士的辅助器具。

——包含动物和/或人类组织的器械。

——用于体外受精或辅助生殖技术的器械。

医疗器械可以达到以下目的：

——疾病的诊断、预防、监护、治疗或缓解。

——损伤的诊断、监护、治疗、缓解或补偿。

——生理结构或生理过程的查验、替代、调节或支持。

——生命的支持或维持。

——妊娠控制。

——医疗器械的消毒。

——体外诊断。

医疗器械包括单独使用或组合使用以下物品的：

——仪器。

——设备。

——器具。

——机器。

——用具。

——植入物。

——体外试剂。

——软件。

——材料或者其他相似或相关物品。

⑫医疗器械族

——同一个组织生产或者为同一个组织生产的医疗器械。

——拥有相同的与安全性有关的基本设计、性能特性、预期用途和功能。

——只有同时符合以上两个条件才能归入一个族群，其使用的文件可以是一套设计开发文档。

⑬性能评估

——通常针对的是体外诊断医疗器械。

——评估和分析的对象是数据。

——目的是建立或验证体外诊断医疗器械满足预期用途的能力。

⑭上市后监督

——在产品上市后实施。

——对医疗器械所获得的经验进行收集和分析的过程。

——上市后监督还应包括监管国家的要求，比如欧盟对上市后监督提出了明确的要求，包括警戒系统、上市后临床使用等要求。

⑮产品

标准定义的产品是一个比较广泛的概念，包括所有的硬件、软件、服务或流程性材料等都是产品的范畴。

⑯采购产品

——由组织质量管理体系以外的一方提供的产品，可以是由组织集团内部的其他公司提供，也可以是由组织确定的外包供应商提供。

——产品包括实体产品和服务，如检测服务、咨询服务、安装服务等。

⑰风险

——伤害发生概率和该伤害严重程度的结合。

——组织应对发生概率和严重程度分别进行定义，以便进行风险识别。

——风险的控制目标是受益大于风险，且不能低于现有产品或技术的风险可接受水平。

⑱风险管理

——对医疗器械生命周期中存在的风险进行识别。

——对风险的影响程度和范围进行分析和评价。

——采取适当的方式对风险进行控制，使受益大于风险。

⑲无菌屏障系统

——防止微生物进入的最小包装。

——使产品处于无菌状态。

——需要对无菌屏障系统进行确认。

⑳无菌医疗器械

——满足无菌要求且以无菌状态提供的产品称为无菌医疗器械，如一次性使用无菌注射器，一次性使用输液（血）器，一次性使用静脉输液针，一次性使用无菌透析器，一次性使用无菌胃管、导尿管，一次性使用麻醉包等。

——无菌医疗器械的包装物上应有"无菌"标识，注明灭菌方法，如"EO灭菌""辐照灭菌""湿热灭菌"等，标识方式应符合国家或地区的法规要求。

（三）相关案例及分析

1. 概述

由于医疗器械的术语是 GB/T 42061 标准规定的，所以对术语的理解也是确定的。在术语使用时必须遵从标准的要求，按产品的类别即标准的规定使用，不要使用与术语有歧义的名称。

2. 案例

【例1】国内各大超市普遍销售的电动牙刷，在美国是医疗器械，如果出口到美国，就需要按照美国 FDA 的法规要求进行注册备案后，才可以进入美国市场销售，如果按照普通日用产品出口到美国，就可能在海关被扣押，不能正常进入美国市场。

【例2】新冠病毒在国内的传播骤然大增期间，医用外科口罩在药店或医院的超市中被抢购一空。而居民区的便利店则从未出售过医用外科口罩。

3. 分析

例1：医疗器械在不同国家或地区可能会有不同的界定，部分在国内不作为医疗器械管理的产品，在国外则是医疗器械；反之，部分在国内作为医疗器械管理的产品，在国外则不是医疗器械。所以，在进出口医疗器械时，需要考虑产品在销售区域或国家内是否作为医疗器械管理，需要办理哪些相关的注册手续，否则可能导致被海关扣货或被主管当局查封，给企业造成经济损失。

例2：医用外科口罩属于2类医疗器械，只能在具有相应资质的经营场所销售。普通超市和便利店是不能销售医疗器械的，因此不能在这类经营场所销售医用外科口罩。

第三章

GB/T 42061—2022 标准解读

医疗器械组织应按照 GB/T 42061—2022 标准的要求建立质量管理体系，识别顾客需求，规定质量管理体系所必需的全部过程，由组织的最高管理者推动，并加以实施和保持。通过对质量管理体系的监视测量和分析，实施必要的纠正和预防措施，持续改进，确保质量管理体系的适宜性、充分性和有效性。

GB/T 42061—2022 标准对医疗器械组织的质量管理体系模式提出了"管理职责、资源管理、产品实现、测量分析改进"四大过程。组织应追求卓越的管理模式，对组织的各项管理活动要求规范化、标准化，保持质量管理体系的可操作性和有效性。同时要坚持以预防为主，运用质量管理的"过程方法""PDCA 循环""基于风险的思维"，努力打造产品质量品牌，赢得顾客和市场，实现质量、效益最大化，成本、损失最小化。本章将重点对建立质量管理体系的要求以及质量管理体系的四大过程进行逐条解读，为医疗器械组织提供参考。

第一节　质量管理体系

按照 GB/T 42061—2022 标准要求，组织必须要建立一个文件化的质量管理体系，其文件结构至少应包括：质量方针、质量目标；质量手册、质量体系程序文件；相关工作规范、作业指导书以及质量记录等。在质量管理体系运行过程中，要坚持以满足法律法规和顾客要求为准则，牢固树立以顾客为关注焦点的观念，坚持以人为本、领导重视、全员参与的指导思想，加强团队建设，不断增强市场竞争能力，为企业发展构建良好的内外环境。

一、总要求

（一）GB/T 42061—2022 标准条款

4.1 总要求

4.1.1 组织应按照本文件的要求和适用的法规要求将质量管理体系形成文件并保持其有效性。

组织应按照本文件或适用的法规要求建立、实施并保持需要形成文件的所有要求、程序、活动或安排。

组织应将其在适用的法规要求下所承担的一个或多个角色形成文件。

注：组织所承担的角色可能包括制造商、授权代表、进口商或经销商。

4.1.2 组织应：

a）考虑组织承担的角色来确定质量管理体系所需的过程及这些过程在整个组织中的应用；

b）应用基于风险的方法控制质量管理体系所需的适当过程；

c）确定这些过程的顺序和相互作用。

4.1.3 对于每个质量管理体系过程，组织应：

a）确定所需的准则和方法，以确保这些过程的有效运行和控制；

b）确保可获得必要的资源和信息，以支持这些过程的运行和监视；

c）实施必要的措施，以实现这些过程策划的结果并保持这些过程的有效性；

d）监视、测量（适当时）和分析这些过程；

e）建立和保持所需的记录以证实符合本文件并符合适用的法规要求（见4.2.5）。

4.1.4 组织应按照本文件要求和适用的法规要求管理这些质量管理体系过程。更改这些过程应：

a）评价过程更改对质量管理体系的影响；

b）评价过程更改对该质量管理体系下所生产的医疗器械的影响；

c）按照本文件的要求和适用的法规要求进行控制。

4.1.5 若组织选择将影响产品符合要求的任何过程外包，组织应监视这类过程并确保对其进行控制。组织应保留外包过程符合本文件要求、顾客要求和适用的法规要求的责任。控制应与所涉及的风险和外部方满足7.4中要求的能力相适应。控制应包括书面质量协议。

4.1.6 组织应对用于质量管理体系的计算机软件应用的确认程序形成文件。在软件首次使用前应对软件应用进行确认，适当时，软件或其应用更改后也应对软件应用进行确认。

有关软件的确认和再确认的特定方法和活动应与软件使用相关的风险相适应。

应保留这些活动的记录（见4.2.5）。

（二）标准条文理解

组织建立、实施和保持一个有效的质量管理体系，其目的是使组织能够提供满足法律法规和顾客要求的医疗器械产品。组织可以是制造商、授权代表、进口商或者经销商。

（1）本条款给出了建立质量管理体系、形成文件、实施和保持其有效性的总体思路和要求。为统一思想和行动，企业建立的质量管理体系应形成必要的文件，想到的要写到，写到的要做到，做到的要记到，并且要保持其有效性。

（2）标准中4.1条是"过程方法""PDCA循环""基于风险的思维方法"的体现。一个组织的质量管理体系是由众多与质量有关的过程所构成的，而建立质量管理体系就是要系统地识别这些相互关联或相互作用的过程，并用文字的方式予以描述。具体来说，为实现4.1的总要求，组织应做到：

——识别建立质量管理体系所涉及的全部过程及过程之间的相互作用，识别这些过程所需要的输入内容和输出内容，并考虑将输入转化为输出所需要开展的活动和投入的资源。

——通常一个过程的输出将直接成为下一个过程的输入，为使过程有效运行，组织应确定过程之间的内在联系、相互作用及顺序。

——为使过程受控并达到预期的目的和结果，应给出过程有效运行和对过程进行控制所需的准则和方法等，并对过程的输入、输出及开展的活动和投入的资源做出明确的规定。

——组织必须能够获得用于过程运行所必要的资源和信息，包括人力资源、基础设施、工作环境以及运行资金等。信息可包括顾客反馈、与产品要求的符合性、过程运作的特性和趋势等。

——质量管理体系的主要过程包括：管理职责、资源提供、产品实现和测量分析及改进。应规定对这些过程的监视、测量、分析及改进的方法，以了解过程运行的趋势及实现策划结果的程度并保持其有效性。

（3）组织应对任何影响产品质量的外包过程加以识别和控制。外包是指利用外部资源来完成和实现组织的某个过程，它不同于一般的采购。如医疗机构把医疗废弃物的处理外包给专业的环卫保洁公司，对医疗机构来说，控制处理医疗废弃物的责任仍在医疗机构。某 X 线机制造商把一部分产品的安装和维修工作外包给某个维修站；某人工关节制造商把产品的辐照灭菌外包给辐照中心进行，对这些外包过程控制的责任仍在医疗器械制造商。

组织对外包过程的控制，首先要按照标准 7.4 条的采购要求进行，如评价外包单位的能力、质量体系的控制、提出外包要求的信息。其次，按照外包过程专业技术性质，对照标准的有关要求，控制并验证外包过程的结果。如外包设计过程可参照 7.3 条设计和开发的要求进行控制；外包灭菌过程或设备安装服务过程可参照 7.5 条生产和服务的提供要求进行控制。

（4）在满足顾客和法规要求的能力方面，组织可以通过内部审核、管理评审、测量分析和改进、纠正和预防措施、质量认证审核、行政监管部门体系考核等一系列活动的评估，保持质量管理体系的有效性。这些评估应包括对外部环境变化的评估，如法规要求的变化、忠告性通知、不良事件报告、顾客反馈信息；企业内部环境变化的评估，如生产制造过程、基础设施条件、与质量体系和产品有关的软件变化的有效反应。

（5）医疗器械的核心问题是确保产品的安全有效，组织应将风险管理的要求运用到产品实现的全过程，确保产品在整个生命周期内的安全有效。

（6）当质量管理体系出现变更时，组织应识别所需的变更要求，并对变更的影响进行评估：

——对质量管理体系的影响程度；

——对医疗器械产品的影响程度。

组织在实施变更时，必须依据质量管理体系标准和适用的法规要求进行，对变更措施进行必要的验证或确认，并保持相应的记录。

（7）若组织在质量管理体系中使用计算机软件，如质量体系文件管理软件、监视和测量设备的分析软件等，应建立软件的确认程序，根据软件对质量管理体系和产品风险的影响程度选择适宜的确认方法；确定确认的时机、确认的接收准则以及确认的参与人员；软件确认工作必须在正式使用前完成；当软件出现变更时，则应在变更完成后、再次投入使用前完成软件的再确认，并保留确认过程中采取的任何措施，包括确认的方法、确认的接收准则、确认的结果和结论等。

（三）相关案例及分析

1. 概述

本条款是建立质量管理体系的重要基础，所提出的要求在随后的四大过程中逐步展开，这是组织应关注的重点。质量管理体系的建立是一项重要工作，首先，识别组织按照 GB/T 42061—2022 标准建立的质量管理体系中所涉及的相关过程，包括外包过程的识别；其次，运用"过程方法"建立和实施质量管理体系，在运行过程中进行检查并不断改进，促使建立和实施质量管理体系的思想意识、管理理念得到不断完善和提升，并融入组织文化的建设中。当质量体系发生变更时，需要评估变更对体系和产品带来的影响，并采取适宜的控制方法。

对任何影响产品质量的外包过程应加以识别和控制。外包过程不同于一般的采购，需要进行评审或提出要求，组织应结合外包过程对产品的影响程度和风险等情况进行控制。虽然外包过程是把识别出来的过程交付给外部的组织来实施，但保证医疗器械产品安全性和有效性的任何产品质量责任仍由制造商承担。因此，要加强对外包过程的控制，确保所生产的医疗器械产品满足法规的要求。

2. 案例

【例1】新冠肺炎疫情期间，某企业由生产家纺类用品转型生产医疗器械（医用防护服），决定按照 GB/T 42061 标准要求，对其原采用 GB/T 19001 标准建立的质量管理体系进行整合。在对照 GB/T 42061 标准要求时，该企业发现两个标准差异好像不大，随后仅仅进行了文字上的调整就声称满足了 GB/T 42061 标准的要求。

【例2】审核员在审核某体外诊断试剂生产企业时，发现该公司质量手册引用的规范性文件，只包含了 GB/T 42061—2022《医疗器械　质量管理体系　用于法规的要求》《医疗器械监督管理条例》（国务院令第 739 号）、《医疗器械生产质量管理规范》等，而未包含《医疗器械生产质量管理规范——附录：体外诊断试剂》。

3. 分析

例1：GB/T 42061 标准与 GB/T 19001 标准的差异，在 GB/T 42061 标准的附录 B 中已经明确给出，仅从标准的字面意思去理解则容易出现偏差，有违背标准要求之嫌疑。医疗器械企业在决定采用某一标准时，应组织相关人员对所采用的标准进行评估，对现有的质量体系与所采用的标准相容性进行评价，确保相关要求满足现行质量体系和所采用标准的要求。

GB/T 42061—2022 标准是一个独立标准，在采用时应跳出 GB/T 19001 标准的要求去分析思考，并按照 GB/T 42061—2022 标准 4.1 总要求去建立质量管理体系。首先，以 GB/T 42061—2022 标准为基本架构；其次，考虑如何与 GB/T 19001 标准进行融合或整合，而不是在 GB/T 19001 标准的基础上采取简单的文字修改方式。

例 2：GB/T 42061—2022 标准 4.1.1 中规定：组织应按照本文件的要求和适用的法规要求将质量管理体系形成文件并保持其有效性。作为体外诊断试剂生产企业，该公司除了应遵循《医疗器械监督管理条例》（国务院令第 739 号）、《医疗器械生产质量管理规范》等法规要求，也要遵循《医疗器械生产质量管理规范——附录：体外诊断试剂》和《医疗器械生产质量管理规范体外诊断试剂现场检查指导原则》的专业要求，因为该附录和导则是根据体外诊断试剂产品特性而制定的，具有更加明确的指导意义。

二、文件要求的总则

（一）GB/T 42061—2022 标准条款

4.2 文件要求

4.2.1 总则

质量管理体系文件（见4.2.4）应包括：

a）形成文件的质量方针和质量目标；

b）质量手册；

c）本文件所要求的形成文件的程序和记录；

d）组织确定的为确保其过程有效策划、运行和控制所需的文件，包括记录；

e）适用的法规要求规定的其他文件。

（二）标准条文理解

编写质量管理体系程序文件要符合 GB/T 42061—2022 标准所必需的要求，文件应与组织的质量方针保持一致。程序文件的结构和要求的详略程度应适合组织的需要，且取决于组织人员的专业知识、技能、经验和资格。

（1）质量管理体系文件是质量体系运行的基本依据，可以起到沟通意图、统一行动的作用，是组织质量管理体系建立和运行中不可缺少的内容。

（2）程序文件或作业指导书可以文字、图形或视听的形式表示。可以是书面纸张、照片、标准样品或其他电子媒体、视听材料或其组合形式。

（3）一个组织的质量管理体系文件至少应包括：

——形成文件的质量方针和质量目标，这类文件也可以包含在质量手册中。

——质量手册。

——GB/T 42061—2022 标准规定的、应制定的形成文件的程序。

——组织为确保与质量管理体系有关过程进行有效的策划、运行和控制所需要的文件，如对特定的项目、产品、过程或合同进行质量策划所形成的质量计划，为进行某项活动或过程所编制的作业指导书、操作规程等。

——本标准所要求的记录。质量记录是指对所完成的质量活动或达到的质量结果提供客观证据的文件。

——国家或地区法规要求的其他文件，如产品注册要求的文件、法规规定持证上岗的资格证明等。

（4）质量管理体系文件应当表述简练、清晰并易于理解，阐明使用的方法和满足的准则，并描述下列内容：

——做什么，由谁做。

——何时，何地，如何去做。

——使用什么物料、设备和文件。

——如何监视和测量一个活动。

——形成的质量记录。

（5）在评价企业质量管理体系运行是否有效时，应对质量管理体系文件进行评审，包括文件的适用性、完整性、部门或人员接口关系、所需的资源配置；与质量方针和质量目标的适宜性以及组织与顾客和供方的接口方法等。

（三）相关案例及分析

1. 概述

本节要求对文件编写进行策划，对质量管理体系的文件结构、文件类型等做出了具体规定，然而标准没有指出组织应该形成什么样的文件，因此这类问题由组织自行确定，但标准中所提出或涉及的 44 处文件化的内容要求不能缺少，这些文件构成了质量管理体系的重要组成部分，应按文件控制程序进行管理并保持受控。

文件化的要求在 GB/T 42061—2022 标准中作为重点提出，GB/T 42061—2022

标准将 ISO 9001:2008 标准中要求的 6 个程序文件提高到 44 个形成文件的要求，这些都是不可缺失的要素。组织应重点关注文件化的要求，文件管理的失控或任何文件的缺失都有可能导致严重的不合格，如执行不规范、质量不受控等问题。

2. 案例

【例1】某生产卫生材料的企业认为公司的产品结构简单、工艺也不复杂，因此就认为不需要编写那么多文件，况且文件的控制又很麻烦，是否可以少编写一些文件和表单，这样控制起来也简单一些？

【例2】某医疗器械产品首次注册生产企业，审核员发现该企业未制定公司及各部门的质量目标。该企业负责人认为：我们是新企业，有没有质量目标都无所谓，质量目标都比较虚，没有太大作用，重点是要拿到产品注册证。

3. 分析

例1：质量体系文件的多少和详略程度应取决于企业的产品结构、工艺过程、人员能力、生产设施条件等的要求，以及产品的预期用途和医疗过程中可能产生的风险高低等多种因素，企业在质量体系文件策划过程中应予以充分考虑。

GB/T 42061—2022 标准是这样要求的，组织的质量管理体系设计和实施受以下因素的影响：

——组织环境、环境变化和组织环境对医疗器械符合性的影响；

——组织的各种需求；

——组织的具体目标；

——组织所提供的产品；

——组织所采用的过程；

——组织的规模和结构；

——适用于组织活动的法规要求。

所以，医疗器械组织在进行质量体系文件的策划时，应识别所有的过程、过程的顺序和相互作用以及接口的关系。

例2：质量目标是衡量组织质量管理体系运行的重要指标，适宜的质量目标可以正确引导企业及各部门落实质量体系的要求，并根据质量目标的统计结果对质量体系进行持续改进，以促进组织不断提高管理水平。所以，建立适宜的质量目标是必需的，也是 GB/T42061—2022 标准4. 2. 1a）的要求，新老企业均需要建立适宜的质量目标。

三、质量手册

（一）GB/T 42061—2022 标准条款

4.2.2　质量手册

组织应编制质量手册，质量手册包括：

a）质量管理体系的范围，包括任何删减或不适用的详细说明和理由；

b）质量管理体系的形成文件的程序或对其引用；

c）质量管理体系过程之间的相互作用的表述。

质量手册应概述质量管理体系文件的结构。

（二）标准条文理解

（1）规定组织质量管理体系的文件称为质量手册。它描述了一组相互关联和相互作用的过程，旨在实现质量方针和质量目标。

（2）质量手册的结构、详略程度与组织的规模、类型以及产品和过程的复杂程度有关。医疗器械组织均应编制质量手册，加以实施并保持所规定的质量管理体系。质量手册的内容应包括：

——清楚地阐述质量管理体系的范围，即质量管理体系涉及的产品、区域和过程。如果存在删减或不适用，则需说明删减某项要求的合理性。

——质量手册应包括标准要求的形成文件的程序和/或引用组织为确保其过程的有效策划、运行控制所需要的形成文件的程序。

——依据标准 4.1 条的总要求，对质量管理体系各主要过程及过程之间的相互作用给予描述。过程之间的相互作用可表现为一个过程的输出就是下一个过程或多个过程的输入，以及这些过程之间的相互影响和关联。

——质量手册应按 4.2.4 文件控制条款的要求进行编制。

（3）质量手册是组织在内部或向外部描述其质量管理体系的一份重要文件，对内对外提供了组织质量管理体系一致性的信息，是一种声明和承诺；给组织、员工、社会创造一种对组织了解和有信心的氛围。在质量手册中要对组织质量管理体系使用的文件结构做概括性描述。如何编写质量手册，组织可以参阅 ISO/TR 10013《质量管理体系文件指南》。

（三）相关案例及分析

1. 概述

质量手册是医疗器械组织内部在质量管理方面的一部最高行政规章，除了用于组织的内部管理之外，还可以用于对外部的质量保证，也是质量管理体系运行的重要证据。质量手册应包含对质量管理体系的要求和对医疗器械产品的要求，这些要求不仅在内部规定了组织的方针、目标和运行准则，更重要的是向外部承诺和展示组织对医疗器械生产过程的质量保证。因此，编好质量手册是医疗器械组织应当十分重视的工作。

2. 案例

【例1】某医疗器械公司按照 GB/T 42061—2022 标准要求建立并实施了文件化的质量体系，但没有申请质量体系认证，公司最高管理层也认为没有必要花钱去做这个花架子。但是公司的顾客却认为该公司没有按照 GB/T 42061—2022 标准的要求去实施运行，且公司又拿不出证据。

【例2】某企业主要生产体外诊断试剂产品，并未涉及无菌和植入性医疗器械，为此，在质量管理体系文件中删除了无菌和植入性医疗器械相关条款及要求，但是未在质量手册中予以说明。

3. 分析

例1：从案例中可以看出该公司对 GB/T 42061—2022 标准的理解出现了偏差，在建立、实施、保持其有效性方面，虽然企业已经做出相当的努力，但是 GB/T 42061—2022 标准明确规定了质量管理体系要求，涉及医疗器械生命周期的一个或多个阶段，组织可依此要求进行医疗器械的设计和开发、生产、贮存和经销、安装、服务和最终停用及废弃处置，以及相关活动（如技术支持）的设计、开发和提供，也可以用于内部和外部方（包括认证机构）评定组织应用的质量管理体系满足顾客要求和法规要求的能力，以及评定组织满足自身要求的能力。若通过质量体系认证，取得证书是一个重要的客观证据。当然，企业依据 GB/T 42061—2022 标准4.1 条的要求建立、实施、保持其有效性即可认为是满足标准的要求。至于客观证据，企业也可提供以下方面的文件来加以证实：一是文件化的要求；二是质量体系运行的实施记录；三是企业开展内审和管理评审活动的相关资料；四是企业内部日常质量体系监督检查记录等。

例2：根据 GB/T 42061—2022 标准4.2.2a，质量管理体系的范围包括任何删减或不适用的详细说明和理由。因此，该企业在删减无菌和植入性医疗器械的相关不适用条款时，应在质量手册中予以说明。

如：企业生产体外诊断试剂、配套检验仪器等医疗器械产品，不涉及无菌和植入性医疗器械。根据 GB/T 42061—2022《医疗器械 质量管理体系 用于法规的要求》的内容以及产品的性质，GB/T 42061—2022 标准中以下条款不适用本企业产品及体系要求，现予以删减：

7.5.2 中的 a、b、c、d 无菌医疗器械的专业要求；

7.5.5 无菌医疗器械的专用要求；

7.5.7 无菌过程和无菌屏障系统确认的专用要求；

7.5.9.2 植入性医疗器械的专用要求；

8.2.6 产品的监视和测量：对于植入性医疗器械，组织应记录进行任何检验或试验的人员的身份。

四、医疗器械文档

（一）GB/T 42061—2022 标准条款

4.2.3 医疗器械文档

组织应为每个医疗器械类型或医疗器械族建立并保持一个或多个文档。该文档应包含或引用证实符合本文件要求和适用的法规要求所形成的文件。

文档的内容应包括但不限于：

a）医疗器械的概述，预期用途/预期目的和标记，包括所有使用说明；

b）产品规范；

c）制造、包装、贮存、处置和流通的规范或程序；

d）测量和监视程序；

e）适当时，安装要求；

f）适当时，服务程序。

（二）标准条文理解

（1）组织应依据需求和不同医疗器械产品之间的差异，结合医疗器械种类和产品族分别建立一份或多份医疗器械文档，以满足组织的要求。建立医疗器械产品技术文档的目的是规范产品实现全过程的控制要求，以防止生产过程中操作者的随意性。由于医疗器械产品是用于人类的，任何随意性的生产都有可能带来临床医疗过程中的风险，从而给使用者或患者带来灾难性的伤害。

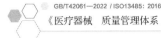
（2）医疗器械文档应包括：

——医疗器械的描述性文件：产品说明书包括使用说明书、规格参数描述说明、维护说明书；产品标签包括法规要求的标签、内外包装物上的标识和说明等。

这些文件旨在对产品进行概要性描述，包括预期用途、适用人群、使用规格、使用方法、禁忌事项、警示标签及注意事项，并为使用者提供操作指示和提醒。

——产品规格：产品的技术规格、组成、配方、图纸、软件规格、零件规格，同时也包括产品的标准等，旨在提供产品生产、加工的具体要求。

——生产、包装、贮存、处置和经销的规范和程度：用于对生产实现过程提出具体的操作方法和指导，包括生产作业指导书、设备操作规程、包装作业指导书以及生产、贮存、处置、经销控制程序。

——监视和测量程序：提出了从原材料到产品交付，以及退回品的质量检验和试验等要求，确保产品符合规定的要求。

——如果产品是需要在客户处安装后才能使用的设备，则需要建立安装文件，安装作业文件应包括安装的方法和要求等，以指导组织或组织的供方或经销商对产品进行安装，并保留安装的记录。

——产品在售后需要提供后续服务时或顾客明确需要对产品提供服务要求时，则需要建立服务的控制文件，包括服务的方法、服务的内容、服务的记录以及统计分析的要求等。

（3）医疗器械文档提供了产品实现全过程的要求，同时也为生产和检验人员提供了相应的培训要求，只有确保生产人员、检验人员等熟悉医疗器械文档的要求，才能保证产品的安全性和有效性。

（三）相关案例及分析

1. 概述

医疗器械文档包括了产品实现过程的体系要求和产品要求，用于指导组织有效地进行医疗器械的生产。医疗器械文档应来源于产品的设计开发，应与设计输出的文档保持对应。

2. 案例

【例1】在某医疗器械生产企业，审核员在查看医疗器械文档时，发现文档中没有产品的零件图纸，审核员问："医疗器械文档中怎么没有零件图纸呢？"企业负责人答："产品零件图纸属于设计开发的输出资料，不属于医疗器械文档。"审核员问："那医疗器械文档中关于产品规格部分的要求是怎么理解的呢？"企业负责人答："医疗器械文档中产品规格只是针对整个产品的规格参数，不包括零件的规格。"

【例2】在审核某企业时，发现该企业的体外诊断试剂（A产品）的医疗器械文档中未包括A产品主要原材料抗原B的质量标准及检验操作规程。该公司的质量经理说："我们是直接采用供应商的抗原B材料质量标准，入库时直接应用供应商提供的检验报告，所以就没建立抗原B的质量标准及检验操作规程。"但是，在查看企业提供的质量体系文件目录清单中，却列入了抗原B的质量标准及检验操作规程文件。

3. 分析

例1：医疗器械产品要符合标准和法规要求，必须确保零件的符合性，两者是不可分割的整体，如果仅仅对产品的规格提出控制要求，而忽视了零件的要求，则很容易导致最终产品的不受控、不合格。所以，从医疗器械的安全性和有效性出发，医疗器械文档中有关产品的规格要求，不仅仅是产品本身的规格要求，还应包括组件、零件的规格要求。

例2：对医疗器械产品的主要原材料，企业应建立质量标准及检验操作规程，用于对原材料的质量控制。只有原材料的质量得到保证，方可确保最终产品质量符合标准，满足市场需求。该企业质量经理的说法是错误的，不论是以什么形式对原材料质量进行控制，均应建立企业的原材料质量标准及检验操作规程，以利于在日常监测中实施控制。为此，该企业应当将A产品主要原材料抗原B的质量标准及检验操作规程纳入A产品的医疗器械文档管理。

五、文件控制

（一）GB/T 42061—2022 标准条款

4.2.4　文件控制

质量管理体系所要求的文件应予控制。记录是一种特殊类型的文件，应依据4.2.5的要求进行控制。

形成文件的程序应规定以下方面所需的控制：

a）为使文件充分和适宜，文件发布前得到评审和批准；

b）必要时对文件进行评审与更新，并再次批准；

c）确保文件的现行修订状态和更改得到识别；

d）确保在使用处可获得适用文件的有关版本；

e）确保文件保持清晰、易于识别；

f）确保组织所确定的策划和运行质量管理体系所需的外来文件得到识别，并控制其分发；

g）防止文件的损坏或丢失；

h）防止作废文件的非预期使用，对这些文件进行适当的标识。

组织应确保文件的更改得到原审批部门或指定的其他审批部门的评审和批准，被指定的审批部门应能访问用于做出决定的相关背景资料。

对于至少应保存一份的作废文件，组织应规定其保存期限。此期限应确保至少在组织所规定的医疗器械寿命期内，可得到这些医疗器械的制造和试验的文件，而且还应不少于记录（见4.2.5）或适用的法规要求所规定的保存期限。

（二）标准条文理解

（1）文件控制是指对文件的编制、评审、批准、发放、使用、更改、再批准、标识、回收和作废文件所进行的管理。

（2）记录是一种特殊的文件，其特殊性表现在记录的表格是文件，填写完毕就起到了提供所完成活动的客观证据作用，转变为记录的范畴，且不允许进行更改或更新。质量记录应按4.2.5条的要求进行控制。

（3）确定质量管理体系文件的结构时应考虑或包含下列要素：

——文件标题和适用范围；

——文件发布日期/有效日期；

——文件版本状态；

——质量管理体系所要求的评审日期或评审频次；

——文件的编制起草人；

——文件的批准人/发布人；

——适用时引用的计算机文件。

（4）组织应对质量管理体系所要求的文件进行控制并做出以下规定：

①文件发布前应得到评审和批准，以确保其适宜性和充分性，即文件的内容适用于指导过程控制和产品实现。文件的评审可在文件的整个使用期内的不同阶段进行，如发生下列情况时应进行文件评审：

——当组织的设施、人员或组织结构发生变化时；

——内部、外部审核活动时；

——获得新的信息时；

——更新产品、技术或软件时;

——对组织质量管理体系进行定期评审的要求。

②应在使用场所得到有关文件的适用版本。一般来说,新版本发布后,旧版本就作废了。但有些情况下如产品型号更新后有的顾客仍在使用老型号的产品,则可能需要组织按照旧版本的文件生产配件,此时两种版本文件都是适用的。

③应对外来文件进行控制,外来文件通常分为管理性文件和技术性文件,具体可包括与产品有关的法律法规、顾客提供的图纸、产品标准等。应控制外来文件的分发、跟踪、识别,以确保使用适用文件的最新版本。

④为了防止作废文件的非预期使用,应从发放和使用场所及时回收过期的作废文件。若由于法律法规要求或其他原因而需要保留作废文件,应对其进行适当的标识。

⑤文件在实施中可能会因组织结构、产品、工作流程、法律法规等发生变化而更改,这时有必要对文件进行评审;组织也可以根据需要对文件进行定期评审以确定文件是否需要更新。文件若发生修改则需要再次评审。对于更改后的文件,一般由原部门进行评审和批准或指定其他部门修改。被指定部门应能得到相关的背景资料作为修改的参考依据。

⑥文件应清晰、易于识别,以便于查找和检索。应对文件进行编号,识别所有文件的修改状态,通过编写受控文件清单、文件修改一览表及文件状态标识等形式对文件的修改状态进行控制。

(5)组织应至少保存一份作废的受控文件,其最少保存期限为自产品放行之日起,不少于企业规定的产品寿命周期或法规要求的保留期限。确定文件的保留期限应考虑下列因素:

——医疗器械预期投入市场的时间期限;

——考虑法律法规要求,包括责任;

——无限期地保留作废受控文件的必要性或适宜性;

——相关记录的保留期限;

——备用部件的可获得性。

(6)在确定医疗器械产品的寿命周期时应考虑以下因素:

——医疗器械上标贴的货架寿命;

——医疗器械上标贴的起始使用日期;

——随时间衰退或退化的器械或部件的失效日期;

——建立在器械寿命试验基础上的医疗器械使用次数;

——预期的材料降解；

——包装材料的稳定性；

——无菌医疗器械保持无菌状态的能力；

——组织对支持服务的能力/愿望；

——适用的法律法规要求；

——忠告或责任。

（7）标准要求制造商保存作废的医疗器械制造和试验文件，直到产品寿命期结束，其目的是满足可追溯性要求，以及满足产品的安全责任、维修服务、纠正和预防措施实施的需要。

（8）组织应建立适当的机制或方法以防止文件的损坏或丢失，既要防止损坏的文件给操作者以错误的引导，也要防止操作者没有文件可遵循或使用。应及时检查发现损坏或丢失的文件。对于损坏或丢失的文件，应及时上报、更换与补发。同时要确认文件丢失的原因，确定文件丢失的状态，并进行适当的控制，以避免文件失而复得所造成的负面影响。

（三）相关案例及分析

1. 概述

本节中要求制造商应建立文件控制程序，这是形成文件化要求的重要内容之一。组织应对所有的受控文件实施管理，制定相应的管理措施。文件的控制是指对文件的编制、评审、批准、发放、使用、更改、再批准、标识、回收和作废文件等进行管理，并要明确文件的保存期限。制造商要重视文件的管理工作，指定部门或专人负责。管理者代表应抓好这方面的工作，切实使文件管理做到有序进行。文件管理中常见的问题包括：文件编写、审核、批准等无人签字、无批准日期；外来文件发放无控制、未及时进行收集和更新；文件随意涂改、不同版本的文件混用；文件未经授权人审批就随意进行销毁等。这些问题都是文件失控的表现形式。

2. 案例

【例1】在某公司办公室，审核员看到一位工作人员正在为相关部门复印一份由省药品监督管理局转发的《医疗器械生产质量管理规范》文件，复印完毕后，未办理任何手续就将文件拿走了。当审核员问及此事时，工作人员对此解释说：这类文件是行政法规性管理文件，省药监局只下发了一份，所以只有复印才能满足各部门的需要。

审核员查看公司外来文件清单时发现，《医疗器械生产质量管理规范（试行)》(2011 年 1 月 1 日发布)、《医疗器械监督管理条例》(2000 年 4 月 1 日发布),均为作废版本,且无作废标识。

【例2】审核员查某企业生产的"一次性使用无菌阴道扩张器"产品时,发现受控文件没有分发号、受控编号等信息。

《文件控制程序》要求三级文件由管理者代表批准发布,质量方针、质量手册、程序文件由管理者代表审核、总经理批准发布,而现场提供的质量手册、程序文件、管理制度等文件的审核人与批准人均为总经理。

【例3】审核员查某企业生产车间现场时,发现有 2 份《A 设备操作规程》,一份是 2022 年 3 月 10 日生效的 B2 版,一份是 2022 年 12 月 8 日生效的 B3 版,均盖有"受控章"。现场负责人解释说,3 月生效的 B2 应该回收作废,车间负责人忘记交上来了,现在实际是按照 12 月生效的 B3 版执行。

3. 分析

例1:公司办公室的做法不符合标准 4.2.4f 条的要求。办公室虽然对外来文件进行了识别,但未能控制外来文件的分发。行政规章性管理文件的分发,同样也要进行登记并确定其发放范围后才复印发放,只有这样,外来文件才能得到有效控制。否则,就会造成外来文件失控并引起其他受控文件的失控。

公司这种做法不符合标准 4.2.4h 条的要求。公司虽然对外来文件进行了识别,但未能控制对作废的外来文件的管理,容易造成作废文件的非预期使用。

例2:受控文件未按照文件要求明确分发号、受控编号等信息;三级文件、质量方针、质量手册、程序文件的审核、批准未按照《文件控制程序》中的规定执行。

例3:该企业未按照《文件控制程序》的要求对已失效的 B2 版《A 设备操作规程》进行回收、作废等处理,导致生产车间现场同时出现 B2 版、B3 版的文件。出现该问题的主要原因是:

(1)现场操作人员对文件管理要求不清晰,不知道新、旧版文件应该如何处理;

(2)文件管理员在文件发放、回收时未认真核实旧版本文件是否全部回收;

(3)现场管理人员未及时对现场文件进行核对。

不符合 GB/T 42061—2022 标准 4.2.4d 条,要确保在使用处可获得适用文件的有关版本;4.2.4h 防止作废文件的非预期使用,对这些文件进行适当的标识。

六、记录控制

（一）GB/T 42061—2022 标准条款

4.2.5 记录的控制

应保持记录以提供符合要求和质量管理体系有效运行的证据。

组织应建立程序并形成文件，以规定记录的标识、存储、安全和完整性、检索、保留时间和处置所需的控制。

按照适用的法规要求，组织应规定记录中包含的保密健康信息的保护方法并予以实施。

记录应保持清晰、易于识别和检索。记录的更改应保持可识别。

组织保存记录的期限应至少为组织所规定的医疗器械的寿命期，或适用的法规要求所规定的保存期限，且从组织放行医疗器械起不少于两年。

（二）标准条文理解

（1）记录可分为以下三种类型：

——与医疗器械设计和制造有关的、影响特定产品类型的所有记录；

——与单个医疗器械或一批医疗器械检验、检测或销售服务有关的记录；

——证明组织整个质量管理体系过程有效运行的记录。

（2）记录可以提供产品、过程和质量管理体系符合要求及有效运行的证据，具有可追溯性、可证实性。并能起到依据记录采取纠正或预防措施的作用。

（3）本标准中有 50 处（包括适用时的情况）明确提出了对记录的要求，其他过程是否需要保存记录则由组织根据企业的具体情况决定。

（4）组织应制定形成文件的程序，以确保对记录进行有效控制。

对记录形成的要求是：

——应保持清晰、字迹清楚；

——记录应编号，易于识别和检索。

对记录控制的要求是：

——标识：对记录进行标识，可采用颜色、编码、编号等方式；

——贮存：记录的贮存应有适宜的环境，防止损坏或丢失；

——保护：包括对记录的防护、保管和借阅的要求；

——检索：记录应易于查找，包括对编目、归档和查阅的要求；

——保存期限：不少于组织自定的医疗器械寿命期，但从组织放行产品之日起不少于 2 年或按相关法规要求决定。

对记录处置的要求是：

——包括记录最终如何销毁或清除的要求。

记录可采用纸张或电子媒体等适合的形式。如果采用电子媒体形式，要确定输入电子记录系统关键数据的方案并进行备份，同时应考虑保存时间、可查性、电子数据的退化和记录阅读装置及所需软件的可获得性。记录的电子媒体副本应包含由原始记录所获得的全部相关信息。应设置一个系统以确保电子记录的完整性，防止非授权的进入。

手工记录应采用墨水或其他不可擦掉的书写剂填写，被授权填写记录的人员应认真清楚地填写，并签字注明日期。如果发现记录填写错误应划改，保留原始记录内容，签注日期，必要时注明理由。

当法规有要求时，组织应对包括保密健康信息的记录进行保护，包括建立相应的控制程序，定义保密健康信息的范围和要求，确定保护的方法，跟踪后续的执行，并保留记录，以防止保密健康信息的泄漏。

（三）相关案例及分析

1. 概述

本节要求建立质量记录控制程序文件，对所有与产品、过程和质量管理体系运行有关的记录实施管理。质量记录可以提供产品、过程和体系符合要求及质量体系有效运行的客观证据，应具有可追溯性、可证实性和起到依据记录采取纠正或预防措施的作用。

记录是对某一事件或做过事情的记载，不论是正确的、符合的，或是错误的、不符合的事情。

记录是一种特殊类型的文件，其特殊性表现在记录的表格是文件，一旦填写完毕就起到了提供所完成活动的客观证据作用，转变了记录的范畴，原则上不允许进行更改或更新。

制造商应认真填写记录，并按照质量记录控制程序文件要求执行，保证相应的证据可以被保留或保存，以达到可追溯性的目的。但是，在日常工作检查中经常会发现以下问题：针对某个具体产品，企业只有检验报告，没有实施检验的原始记录；无法证实报告中的结论是如何得出的；随意对记录进行涂改；更改后不签姓名、不签日期；不知道是谁在什么时间修改了记录；原始数据已看不清楚等。

2. 案例

【例1】审核员对某企业进行质量体系审核，当查看生产设备日常保养记录时，发现记录中有多处内容进行了修改，且原记录内容已模糊不清，无修改人签名，无修改时间。随即询问该设备的操作人员，操作人员回答：当时设备出现故障，而保养记录是在出现故障前就已经填写了，维修完成后就对相应的维护记录进行了修改。审核员随后查看了维修记录，证实该设备确实进行过维修。

【例2】现场抽查某企业"一次性使用病毒采样管"的生产记录和原材料采购记录，由于相关原材料是通过网络平台采购，企业仅提供了网络平台采购记录，没有提供原材料批号。

【例3】检查员于2022年12月在某企业的留样室看到了2021年4月生产的A产品留样，该产品有效期2年。检查员让企业提供A产品的生产记录、检验记录及出库记录，仓库负责人回答说："A产品早就出完库了，所以就不保留出库记录了。"查企业的《质量记录控制程序》，其中规定："与产品相关的记录（生产记录、检验记录、采购记录、出入库记录及销售记录等）保留至产品有效期的后2年。"

3. 分析

例1：由于记录是一种特殊形式的文件，填写完毕就起到了提供客观证据的作用，被授权填写记录的人员应认真负责，填写清楚。记录原则上不允许进行修改或更新，如果发现填写错误应划改，保留原记录的内容，并签注姓名和日期，说明理由。

对于上述案例，生产设备日常保养记录一经填写是不允许随意进行修改或更新的，而填写人员却进行了更改，这不符合标准的要求。这样的修改或更新，可能导致该设备出现故障时无法查找原因，即使该设备经过维修后恢复正常，也有可能致使纠正措施无法实施，不能确保该设备在随后的使用中不再出现类似问题。所以，此处记录的修改或更新是不符合标准要求的。若在填写过程中发生笔误则可以修改或更新，但这些修改或更新应有具体要求，即划改—签名—注明日期—注明理由（必要时）。记录填写过程中的笔误修改和事后更改是不同的事件，两者不能混淆。

例2：企业应保留采购记录，记录中应标示原材料批号。如果网络平台采购的原材料未能提供批号，则企业应根据《质量记录控制程序》文件规定，形成自身的批号。

例3：企业《质量记录控制程序》中规定与产品相关的记录（生产记录、检验记录、采购记录、出入库记录及销售记录等）保留至产品有效期的后2年。

但仓库负责人对《质量记录控制程序》及相关法规标准不了解，不清楚医疗器械记录的保存要求，未按照相关要求对 A 产品的出库记录予以保存。

第二节　管理职责

为确保医疗器械产品满足规定要求，组织应制定质量方针和质量目标，坚持以顾客为关注焦点，识别顾客的需求和期望，明确组织内部各级人员的职责和权限，促进组织内部不同层次和相关职能部门之间的有效沟通，并运用管理评审的方法，按策划的时间安排进行管理评审，寻找改进的机会，以保证质量管理体系的适宜性、充分性和有效性。

一、管理承诺

（一）GB/T 42061—2022 标准条款

5　管理职责

5.1　管理承诺

最高管理者应通过以下活动，对其建立、实施质量管理体系并保持其有效性的承诺提供证据：

a）向组织传达满足顾客要求以及适用的法规要求的重要性；

b）制定质量方针；

c）确保制定质量目标；

d）进行管理评审；

e）确保资源的可获得性。

（二）标准条文理解

（1）最高管理者通常是指在最高层指挥和控制组织的一个人或一组人。目前，国内的企业在绝大多数情况下都是指一个人，即公司的董事长或总经理。最高管理者的质量意识非常重要，旨在确保组织质量管理体系的有效运行，最高管理者的行动是管理承诺的最好证明。

（2）原则上，管理职责的各项条款都是对组织最高管理者提出的要求。最高管理者应对产品质量及质量管理体系承担领导责任。怎样才能证明最高管理者做出了管理承诺呢？标准中提出了 5 项关键性要求：

——在组织内部传达满足顾客要求和适用的法规要求的重要性。抓好员工的质量思想意识教育培训，努力提高整个组织的质量意识和以顾客为中心的意识。在重视质量管理方面，树立形象，做出榜样。

——应按照 5.3 条要求制定质量方针，给出员工在质量方面的关注点。

——应按照 5.4.1 条要求确保质量目标的制定，给出员工奋斗的目标方向。

——开展管理评审活动，检查、评价、改进相关工作。

——提供相应的资源，为员工创造一个必要的工作环境条件，以支持质量管理体系的运行。

（3）以上 5 项要求可以归纳成两句话，即"提出目标，营造环境"。最高管理者要抓好这 5 项工作，创造一个良好的内外环境，确保质量目标的实现。

（4）质量管理体系是一系列相互关联、相互作用的过程，为确保各个过程运作有效，最高管理者应关注以下几个方面的内容：

——为实现质量策划的结果，应识别各过程的顺序和相互作用，确保这些过程的输入、活动、输出得到有效的控制。

——为验证每一个过程的相互联系和有效运作，应监视输入和输出活动。

——应收集相关数据并进行分析，识别危害并管理风险，以利于各个过程的改进。

——确定过程的管理者，赋予他们相应的职责和权限，并管理每个过程，以实现过程的目标。

（三）相关案例及分析

1. 概述

对管理职责的策划是组织最高管理者首先要进行的一项工作，其后便是各职能部门管理者的部门策划。这两个策划有着不同的区别，最高管理者的策划是对组织提出的总体要求，而各职能部门管理者的策划，则是对最高管理者提出的要求所做出的承诺，即对标准中所提及的 5.1a～5.1e 条要求进行承诺，这些承诺贯穿于质量管理体系的全过程。

为了达成 4.1 条的总要求，确保实现质量策划的结果，标准 5.1 条中给出了 5 个实现承诺的方法和要求，这些内容将在后续的 5.2～5.6 条中逐一展开，而资源提供则在第 6 章展开。

2. 案例

【例1】审核员在对某公司最高管理层进行审核时，询问总经理如何实现管理承诺并确保质量策划的执行，总经理回答说："任命各部门负责人，建立质量方针，规定各部门质量目标，要求各部门按照质量策划的要求去实施，最后通过管理评审进行检查。"审核员对此进行了记录，并向管理者代表进行了核实。

【例2】审核员在某企业查看管理评审资料时，发现管理评审计划、管理评审报告均是管理者代表签发的。审核员询问总经理："公司的管理评审是如何开展的？一年做几次呢？"总经理回答说："这些都是安排管理者代表负责，具体我还真的不清楚，我让管理者代表过来回答一下吧。"

3. 分析

例1：从案例来看，总经理的回答似乎满足了质量策划的要求，也涉及其他几个策划。但是，为了达到 GB/T 42061—2022 标准4.1条的总要求，总经理回答的均是策划的内容，而并非是执行的内容，回答中对于执行也就是一句话"要求各部门按照质量策划的要求去实施"，缺少"如何可以确保质量策划的执行"内容，最后采用了一个后置控制的方式，即"最后通过管理评审进行检查"，实际上是放纵了对各部门的执行要求，浪费了时间、资源不说，最后也未必能够达到预期的结果。所以，在回答这个问题时应在"最后通过管理评审进行检查"之前加上一句"实时监察各部门对质量策划执行的情况，发现问题及时采取措施"。

例2：该公司总经理显然不熟悉法规要求及公司质量体系文件内容，不符合标准5.1管理承诺5.1d条的要求。根据 GB/T 42061—2022 标准及公司《管理评审控制程序》文件要求：总经理应主持管理评审活动，回顾公司一年的质量体系运行情况，提出改进建议，并根据实际情况为下一年度质量体系运行配置相应的资源，确保公司质量体系运行的有效性、充分性及适宜性。

二、以顾客为关注的焦点

（一）GB/T 42061—2022 标准条款

5.2　以顾客为关注焦点

最高管理者应确保顾客要求和适用的法规要求得到确定和满足。

（二）标准条文理解

（1）本条款旨在强调最高管理者的职责，以确保组织内无论何人与顾客沟通联系，顾客的要求都能得到理解并获得必要的资源以满足这些要求。

（2）因组织的生存和发展依存于顾客，最高管理者应以顾客为关注焦点，把了解和增强满足顾客要求作为组织追求的目标。

（3）最高管理者应确保顾客的要求得到确定并予以满足。"满足"是指满足顾客的要求和适用的法律法规要求。"确保"就是不仅要想到而且还要做到。顾客的需要包括明示的、隐含的和法律法规的要求。顾客究竟需要什么、期望什么，有时顾客自己也说不清楚，这就需要组织加以识别，以敏捷的思路认真地了解并分析顾客当前的、未来的想法和期望。识别顾客需求不是一个简单的问题，而是拓展市场营销的基本功能，企业可以通过市场调研以及对产品的预期用途、功能和性能的分析等方法识别一些尚未明朗的、仍属隐含的需求和期望。

（4）产品是连接企业和顾客之间的纽带，以顾客为关注焦点是最高管理者工作的立足点和出发点，要重视质量意识教育，结合本标准提出具体要求，在组织内部进行落实，将顾客的需求转化为产品的要求。

（三）相关案例及分析

1. 概述

作为 5 项承诺的第一项，以顾客为关注焦点是最高管理者工作的立足点和出发点，最高管理者应确保组织内部无论何人与顾客沟通联系，顾客的要求都能得到理解，并获得必要的资源以满足这些要求。当然，这些顾客的要求应以满足相应的法规要求为前提。

2. 案例

【例1】审核员在检查某企业外来文件目录时，发现该企业的外来文件分为法律法规、相关标准、顾客来函及外部联络函，于是向文控中心询问："外来文件发生变化时，该目录是否需要更新？"文控中心负责人回答说："需要进行更新。"审核员又问："有些外来文件的变化是经常性的，如顾客来函，是否需要更新？"文控中心负责人说："这就不一定了，要视情况而定。"

【例2】审核员在检查某企业客户反馈信息时，发现 2022 年 1—10 月期间有多位客户反馈该企业生产的医用敷料产品包装盒上的条码位置不便于扫描，影响出入库管理，建议该企业进行改善。审核员向管理者代表问询，管理者代表回答说："我们觉得这个条码只要符合相关法规要求就行，至于客户使用时不便于扫描，那是客户自己的问题。"

3. 分析

例1：因"以顾客为关注焦点"是企业特别是最高管理者工作的立足点和

出发点，所以外来文件中的顾客来函也应是其关注的焦点，其中包括许多顾客要求的信息，由于这些信息是经常变化的，要更加注意及时更新。企业应按照 GB/T 42061—2022 标准 7.2.1、8.2.1、8.2.2、8.2.3 条进行控制，对外来文件目录进行评审，分门别类地进行管理，以满足对外来文件的控制要求，从而达到"以顾客为关注焦点"的目标。

例 2：该企业对医用敷料产品多次出现的问题反馈信息并不重视，甚至还认为这是客户的使用问题，不是产品问题，不用理会，不用改进，这显然与标准 5.2 条以顾客为关注焦点的要求不符。企业应确保顾客的要求得到确定并予以满足，不同客户重复反馈条码不便于扫描的问题，这已经说明此问题是普遍存在的，且影响大部分客户的使用，企业应该予以重视，并针对该问题进行改进，以方便客户的使用，真正落实"以顾客为关注焦点"的要求。

三、质量方针

（一）GB/T 42061—2022 标准条款

5.3　质量方针

最高管理者应确保质量方针：

a）适应组织的宗旨；

b）包括对满足要求和保持质量管理体系有效性的承诺；

c）为制定和评审质量目标提供框架；

d）在组织内得到沟通和理解；

e）在持续适宜性方面得到评审。

（二）标准条文理解

（1）最高管理者在制定质量方针时应考虑：

——对质量和质量管理体系持续有效性的承诺，以满足顾客要求和适用的法规要求；

——质量方针为质量目标制定提供框架，是评价质量管理体系有效性的基础，应明确与质量目标的内容和满足顾客要求之间的关系。

（2）质量方针由组织的最高管理者制定并正式发布且对目标实现负责，是组织总体的质量宗旨和方向，应体现组织的质量承诺，阐述产品质量对组织发展及满足顾客要求和法规要求的总体愿景。

（3）质量管理七项原则是制定质量方针的基础。由于每个组织的产品和组织本身的特点不同，其质量方针的内容和关注点也不相同。为确保组织的所有方针相互一致和相互协调，在制定市场、销售、资金等经营方案时应考虑与组织质量方针保持一致。

（4）质量方针应体现组织对满足要求做出的质量承诺，并与组织的宗旨相适应。组织的宗旨除质量以外可能还涉及环境、安全、发展战略等方面，质量方针应与这一宗旨相适应。

（5）保持质量管理体系有效性的承诺是指组织完成质量管理体系策划活动和达到质量目标的程度。质量方针应体现保持质量管理体系持续有效性的内容，有效性的直接体现是组织提出的方针、目标和职责的实现结果。组织在管理评审中应对质量管理体系的有效性进行系统评价，当组织的内外条件和环境发生变化，这些变化可能导致组织的宗旨和方向、顾客群体、顾客要求发生变化，组织应适时对质量方针的适宜性进行评审，必要时进行修订。质量方针的评审可以与管理评审同时进行，也可以根据具体情况不定期进行，以确保质量方针适应组织的宗旨，满足顾客要求和法规要求。

（6）质量方针是建立和评审质量目标的框架，内容不能空洞或不切实际。这种框架关系体现在：质量目标的内容应与质量方针保持一致。质量方针是否落实可以通过质量目标的实现情况来评审。

（7）组织应对质量方针的内涵做出解释，并在组织内部进行沟通，确保各级人员能够充分理解。对质量方针的沟通理解不能停留在表面形式上，应使各级员工都意识到自己所从事的工作活动的重要性，为实现本岗位质量目标做出应有的贡献。

（三）相关案例及分析

1. 概述

质量方针是医疗器械组织总的质量宗旨和方向，应体现对质量的承诺，阐述产品质量对组织的发展和顾客意味着提供什么样的总体愿景。企业的每一个员工都应明了和理解，这种明了和理解应是唯一的，并充分体现质量管理的思想、意识和行动。质量方针的解释不能停留在表面形式上，应使各级员工充分意识到自己所从事工作和活动的重要性，为实现本岗位质量目标做出应有的贡献。同时还要上升到法律法规的层面，企业应按照法律法规的要求和社会的普遍准则，从事生产经营活动，并承担相应的社会责任。

2. 案例

【例1】在审核某公司的质量方针时，得知总经理曾发布和宣传过质量方针："质量第一，用户至上，产品一流，服务周到……"审核员分别询问了四位中层领导、三位基层干部和三位员工，发现他们对质量方针的理解和表述差异较大，未能形成相对统一的认识。

【例2】在某公司的研发实验室及 QC 实验室，审核员分别询问两位研发人员和两位 QC 人员是否了解公司质量方针的内容。其中有三位表示不清楚，一位表示："这些都是搞体系的同事才清楚，我们平时用不着。"

3. 分析

例1：质量方针的解释应是唯一的，这是企业统一的思想，并是全体员工的行动指南，如果在认识上出现偏差，可能影响质量管理体系的运行和产品的生产制造过程，也可能导致质量体系运行混乱和产品质量不合格，进而违反法律法规要求。因此，在 GB/T 42061—2022 标准 4.2.1a 条中"要求质量方针应形成文件"，包括对质量方针内涵的理解和解释。

例2：该公司虽然建立了质量方针，但是未在公司内部进行充分的培训宣贯，基层员工甚至不知道质量方针的存在，这对公司推行质量管理体系非常不利。GB/T 42061—2022 标准强调最高管理者应确保质量方针在组织内部得到沟通和理解。为此，公司应对全体员工进行质量方针的培训学习，让每一个员工都充分理解质量方针的意义和内涵。

四、质量目标

（一）GB/T 42061—2022 标准条款

5.4　策划

5.4.1　质量目标

最高管理者应确保在组织的相关职能和层次上建立质量目标，质量目标包括满足适用的法规要求和产品要求所需的内容。质量目标应是可测量的，并与质量方针保持一致。

（二）标准条文理解

（1）为了实施质量方针，组织应建立明确的质量目标，实现质量目标的活动由最高管理者负责。

　　GB/T 42061—2022 标准所要求的质量目标，不仅是组织质量管理体系的质量目标，还包括组织所生产的医疗器械产品及相关服务的质量目标。

　　（2）质量目标是指组织在质量方面所追求的目的，质量目标应建立在质量方针的基础上，是组织各职能和层次上的追求，以及加以实现的主要工作任务，是组织实现满足顾客要求的具体落实，也是评价质量管理体系有效性的重要指标。

　　（3）质量目标是质量管理体系策划的输入之一，是质量方针实现的具体体现。为了实现组织的质量方针，最高管理者应对质量目标精心策划，质量目标应具有挑战性、可操作性、可测量性、可实现性。在设定质量目标时要规定完成目标的时间框架。

　　（4）各职能部门要根据组织的总体目标和部门的具体活动制定部门质量目标。部门质量目标应满足预期的产品质量所要求的内容。具体包括产品方面、服务方面、作业方面和管理方面的目标。部门质量目标可以由最高管理层自上而下提出，也可以由各职能部门自下而上提出。制定部门质量目标时应从以下几个方面考虑：

　　——设定本部门质量目标的立足点；

　　——本部门的具体质量目标项目；

　　——完成本部门质量目标的措施；

　　——对本部门质量目标的评价方法；

　　——完成本部门质量目标所需要的资源；

　　——本部门质量目标完成后所创造的价值（可转化成公司的财务收益）。

（三）相关案例及分析

1. 概述

　　质量目标应建立在各职能和层次上，即管理层面、职能层面和操作层面，各职能层面要根据组织的总体目标和部门的具体活动制定部门质量目标。部门目标应满足产品要求所需的内容，具体包括产品方面、服务方面、作业方面和管理方面的目标。各职能部门的质量目标应与企业总的质量目标保持一致，但是其具体活动的内容应有所差异，不能混同。

2. 案例

【例1】在某公司计划部，当审核员问该部门有无质量目标时，计划部长说："计划部是公司的综合管理部门，公司的质量目标就是我们计划部的质量目标，我们每年年底都要会同各部门对包括质量目标在内的各项指标的完成情况进行检查，并向公司领导层呈交书面报告。"

【例2】在审核某公司领导层制定的本年度质量目标时，总经理介绍说："质量第一，顾客至上，一丝不苟，争创一流。"问及该质量目标在职能部门是否展开时，总经理说："公司的质量目标，当然也是部门的目标，部门就没有必要再制定了。"

【例3】检查员在某公司现场检查时发现，该公司未能提供年度质量目标及部门质量目标。

3. 分析

例1：GB/T 42061—2022 标准 5.4.1 条"质量目标"中明确指出"最高管理者应确保在组织的相关职能和层次上建立质量目标"。质量目标有公司层面的、部门层面的，也有各相关职能层面的，但是各层次的要求是不同的，将不同层次的质量目标混为一谈，则不符合 GB/T 42061—2022 标准 5.4.1 条的要求。

例2：与例1所犯的错误相同，所不同的是：一个是职能管理者，一个是最高管理者。

例3：GB/T 42061—2022 标准 5.4.1 条"质量目标"中指出"最高管理者应确保在组织的相关职能和层次上建立质量目标"。最高管理者应策划和建立公司年度质量目标，并围绕年度质量目标，形成各部门年度质量目标。质量目标的制定应经过评审，并保留评审记录。

五、质量管理体系策划

（一）GB/T 42061—2022 标准条款

5.4.2 质量管理体系策划

最高管理者应确保：

a）对质量管理体系进行策划，以满足4.1的要求以及质量目标；

b）在策划和实施质量管理体系变更时保持其完整性。

（二）标准条文理解

（1）本条款所涉及的策划是指对质量管理体系的总体策划。为使质量管理体系满足 GB/T 42061—2022 标准 4.1 条的要求，在质量管理体系制定和实施的初始阶段应进行策划。该策划能帮助组织完成其质量目标。

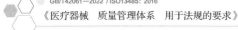

（2）质量管理体系策划的主要输入内容包括：

——质量方针；

——质量目标；

——法规要求；

——质量管理体系标准；

——所要求的变更，如管理评审的结果和（或）纠正/预防措施。

（3）质量管理体系策划的主要输出内容包括：

——质量手册、程序文件和其他支持性文件；

——差距分析；

——措施计划；

——措施计划的结果。

（4）本标准中多处提到的策划内容和范围涉及：

——5.4.1条的策划是指组织整体的质量目标；

——7.1条的策划是指如何实现产品的过程；

——7.3.1条的策划是指产品设计和开发；

——8.1条的策划是指如何实施测量、分析和改进。

（5）组织按本标准建立质量管理体系时要进行策划，策划的输出如何满足4.1条的总要求和达到预期的质量目标，这是最高管理者应关注的重点。

（6）一个组织的质量管理体系由于内部或外部的原因，必要时需要做适当的变更和调整，包括过程、资源、机构、职责的变动等，在策划和实施这种变更时，要保持质量管理体系的完整性。

（7）质量管理体系策划的结果可以形成新的质量管理体系文件或质量计划。应注意术语"质量计划"在产品实现策划（7.1）中的使用较为广泛。

（三）相关案例及分析

1. 概述

质量管理体系的策划是最高管理者对本组织管理体系的设想和安排。在实际运行中，组织通常会任命一名管理者代表负责对质量管理体系进行建立、实施和保持其有效性。为使质量管理体系满足 GB/T 42061—2022 标准 4.1 条的要求，组织在建立质量管理体系时必须进行策划，策划的目的是满足 4.1 条的总要求和达到预期的质量目标。

2. 案例

【例1】审核员在审核某企业的最高管理层时询问："贵公司是如何按照

GB/T 42061—2022 标准建立质量管理体系的?"该企业的总经理回答说:"我任命了公司的品质部经理为管理者代表,之后就由管理者代表负责这件事情,我只是时常关注一下,具体情况可以问一下管理者代表。"

【例2】在审核某企业 2022 年度管理评审报告时,审核员发现采购部的质量目标物料年度合格率为 85%,未达到 95% 的既定目标,且在管理评审报告中未见相关的改善措施。

3. 分析

例1:从以上案例分析,总经理的回答不满足 GB/T 42061—2022 标准的要求。GB/T 42061—2022 标准 5.4.2 条明确规定"最高管理者应确保:a)对质量管理体系进行策划……",这就是说针对企业如何建立质量管理体系,是需要最高管理者来做出这个决策的,至于具体如何去实施可以交给管理者代表去完成。例如:质量方针的策划就不是管理者代表所能替代的,规定质量目标的框架也非管理者代表所能完成的。因此,建立质量管理体系的战略决策只能由最高管理者做出。

例2:在质量体系策划的实施过程中,最高管理者需要关注体系运行过程是否实现质量目标的要求。该企业采购部 2022 年没有达成物料年度合格率 ≥95% 的质量目标,应该针对这种情况分析具体原因——是供应商选择不好?是公司的质量标准偏高?还是检验误差等?要针对具体原因提出改善措施并落实,确保年度质量目标的实现。

六、职责和权限

(一) GB/T 42061—2022 标准条款

5.5　职责、权限与沟通

5.5.1　职责和权限

最高管理者应确保职责和权限得到规定、形成文件并在组织内沟通。

最高管理者应将所有从事对质量有影响的管理、执行和验证工作的人员的相互关系形成文件,并应确保其完成这些任务所必要的独立性和权限。

(二) 标准条文理解

(1)确定各级人员的职责权限,进行内部沟通是质量管理体系的一部分,组织应以文件的形式对职责和权限进行描述,确定组织结构并绘制组织结构图。

组织结构图中可以表明质量管理体系过程之间的关联以及与将要开展的活动之间的相关职责。

（2）最高管理者对职责和权限的规定负有责任。应明确组织内各部门和岗位的设置，规定各部门、各岗位的职责和权限。对从事与产品质量有影响的管理、执行、评价、验证等工作的人员，为其完成任务提供必要的独立性和权限，这对控制和协调组织与质量有关的活动及实现质量目标是至关重要的。

（3）应识别组织内部对产品质量有影响的岗位，包括直接影响或间接影响的人员。通常对产品质量有直接影响的人员包括采购人员、生产人员、技术人员、质量管理人员、检验员、化验员；对产品质量有间接影响的人员包括销售人员、行政管理人员、仓管人员、内审员等。组织应确定上述人员的相互关系，并形成文件和沟通。

（4）国家或管辖区的法规为了监管医疗器械使用过程中的状态，可能要求组织任命某些特殊人员，由他们负责根据产品在生产后阶段出现的问题和不良事件向监管部门报告。如忠告性通知和不良事件报告人员、欧盟授权代表、美国代理人、中国代理人等。

（三）相关案例及分析

1. 概述

组织架构中各部门职责和权限的设定是一个企业正常运行的基础，为了防止各部门之间可能发生互相推诿和扯皮现象，必须明确界定各部门的职责和权限。然而，各部门之间的接口关系常常出现各种各样的问题，职责和权限有时难于清晰界定，其原因就是质量管理体系所涉及的过程都是相互关联和相互作用的，有时需要用团队的资源来协调解决。对于交叉或重叠的职责，应规定必须达到要求的准则，只有满足了准则要求，这个职责的要求才基本上符合标准的要求。

2. 案例

【例1】在审核某企业采购部如何对采购的原材料进行分类时，审核员问："贵公司采购的原材料是如何进行分类的？"采购部经理回答说："我们根据研发部给出的分类表进行确定，这份文件就是研发部发放的分类表。"审核员查看了该分类表，随后指着表中列入的"无菌包装袋"，问这个无菌包装袋为什么列为一般原材料，采购部经理回答说："不知道，研发部给我的就是这样，我只是照此执行。"

【例2】审核员询问生产部经理："产品工艺验证及再验证由哪个部门负

责?"生产部经理回答说："工艺验证及再验证都是由质量部负责，我们生产部只是负责按计划进行生产。"质量部经理回答说："工艺验证及再验证那肯定是研发部负责啊，质量部负责过程的监控及检测。"查看 A 产品的工艺验证方案及验证报告，编制人、审核人为研发部，批准人为管理者代表。查看研发部部门职责时，发现并未列入产品工艺验证及再验证的工作范围。

3. 分析

例 1：在上述案例中，我们可以看到原材料的分类是研发部的职责，相关部门可能涉及采购部门、研发部门和品质部门。通常情况下，原材料分类表是研发部设计开发输出的文件。按照 GB/T 42061—2022 标准 7.4.2 采购信息的要求，需要评估采购的原材料对后续产品质量的影响，虽然评估的实施是采购部的职责，但是生产、质量、技术等各相关部门也应参与，这个案例中各部门之间的职责发生了重叠。对于无菌包装袋的分类，首先是未对无菌包装袋进行相应的评估，只是按照习惯给出了分类，再者是无菌包装袋对产品的无菌保持和后续使用起到至关重要的作用，因此将其作为一般原材料控制是不合适的。

例 2：该企业未能明确规定研发部负责产品工艺验证及再验证事项，导致组织内各部门对该项工作应该由哪个部门负责并不清楚，在实际工作中就有可能出现"扯皮"现象，甚至出现三不管的真空地带。不符合 GB/T 42061—2022 标准 5.3 条的最高管理者应确保职责和权限得到规定、形成文件并在组织内沟通的要求。因此，企业应该对各部门的职责进行规定，并确保质量管理体系的各个过程均有相应的部门或个人对其负责。

七、管理者代表

（一）GB/T 42061—2022 标准条款

5.5.2 管理者代表

最高管理者应在管理层中指定一名成员，无论该成员在其他方面的职责如何，应使其具有以下方面的职责和权限：

a）确保将质量管理体系所需的过程形成文件；

b）向最高管理者报告质量管理体系的有效性和任何改进的需求；

c）确保在整个组织内提高满足适用的法规要求和质量管理体系要求的意识。

（二）标准条文理解

（1）只有管理层中的一员才能被最高管理者指定为管理者代表，管理者代表的职责可以完全与质量管理体系活动相关，或与组织其他部门和职责相关。

（2）管理者代表受最高管理者委托，对质量管理体系的建立、实施和保持负责。管理者代表的职责和权限应予以保证，如果管理者代表还负有其他工作职责，则其他工作职责与质量管理体系的相关职责不应产生利益冲突。

（3）管理者代表可以把质量管理体系的职责授权给组织内的其他人员。

（4）管理者代表的职责和权限应包括：

——在组织内部负责建立、实施和保持质量管理体系，确保所需过程策划的要求得到满足；

——负责向最高管理者报告产品质量、顾客反馈、质量目标的实现情况，以及质量管理体系的业绩和任何改进的需求；

——通过各种形式对组织内部全体员工采取培训、鼓励、交流等方法，不断提高员工对满足法规和顾客要求的质量意识。

（三）相关案例及分析

1. 概述

管理者代表受最高管理者委托对企业的质量管理体系进行管理并报告，是企业日常质量管理体系工作的负责人和责任人。GB/T 42061—2022 标准对其职责和权限进行了规定，这些职责和权限均与质量管理体系有关。对于质量管理体系的建立、实施和保持其有效性，以及与质量管理体系有关事宜的外部联络等，管理者代表都起到了不可缺失的作用。企业应重视管理者代表的工作，充分发挥其应有的作用。国家药监局 2018 年 9 月 30 日发布的《医疗器械生产企业管理者代表管理指南》（2018 年第 96 号通告）对管理者代表提出了相关要求。

2. 案例

【例1】在审核某公司的管理层时，审核员询问管理者代表："如何按照GB/T 42061—2022 标准要求建立公司的质量管理体系？"管理者代表回答说："只要按照总经理的要求去做就行了，我也是接手没多久，前任管理者代表已经建好了，我只要将每年的质量管理体系工作完成就达到了公司的要求。"

【例2】2022 年 12 月，在某公司审核时，审核员询问管理者代表："近年国家药监局出台的新法规，你都了解吗？在公司内部组织培训了吗？"管理者代表回答说："平时工作太忙了，还没来得及组织相关的培训。"

3. 分析

例1：从以上案例来看，管理者代表的作用仅仅是完成任务，而且只是维持一种状态。在《医疗器械生产企业管理者代表管理指南》、GB/T 42061—2022 标准中都明确了管理者代表的职责和权限，不仅是完成任务和维持现行状态，还要密切关注质量管理体系的运行，无论是新接手还是以前已经做过，这本身就是岗位职责和权限的要求。尤其是新接手工作时，管理者代表更要关注了解建立质量管理体系的过程，这有助于质量管理体系今后的良好运行。若对于质量管理体系建立的背景都不了解，想维持质量管理体系就会十分艰难。

例2：GB/T 42061—2022 标准 5.5.2 条规定，管理者代表要确保在整个组织内提高满足适用的法规要求和质量管理体系要求的意识。因此，管理者代表应组织相关人员及时收集新的法规、标准及行业要求等文件，并在公司内部组织培训学习，不断提高员工对满足法规和顾客要求的意识。如果发现公司保存的体系文件与新法规、新标准及行业要求等文件有矛盾，应组织相关部门对现行的体系文件进行调整，确保满足新法规、新标准及行业的要求。

八、内部沟通

（一）GB/T 42061—2022 标准条款

5.5.3 内部沟通

最高管理者应确保在组织内建立适当的沟通过程，并确保对质量管理体系的有效性进行沟通。

（二）标准条文理解

（1）为确保质量管理体系的有效运行，在组织内部进行公开、积极的沟通是十分必要的。通过沟通可以促进组织内各职能部门和层次间的信息交流，从而促进理解和协调，提高质量管理体系运行的有效性。

（2）最高管理者要建立良好的沟通环境，以鼓励组织内各级人员进行有效的沟通。沟通过程涉及方式、时机、内容、部门等。沟通方法可以是多样化的，通常包括：

——在内部简报、布告栏、内部刊物、公告板上张贴信息；

——举行质量例会、进行交流谈话；

——通过网络、电子邮件或其他文件形式发布信息。

（3）与质量管理体系有关的信息涉及质量管理体系业绩、最高管理层的期望、质量管理体系有效性和实施情况等，这类信息应当清晰易懂，并适用于使用者。

（4）组织应把内部沟通作为企业文化建设的一个重要组成部分，不仅要建立和保持内部沟通的多种方式和渠道，更要关注沟通的效果。

（三）相关案例及分析

1. 概述

开展内部沟通在一个企业中是至关重要的，明确职责和权限要求、协调各部门之间的相互关系是企业正常运作的关键。但是在很多情况下，由于岗位人员的更换，对职责和权限的明确要求相应淡薄了，这往往造成职责不清、权限不明，更会直接影响到企业的正常运作。

2. 案例

【例1】某企业生产部与品质部发生了争吵，原因是生产部生产的一批产品经品质部检验不合格，这批产品又急于出货，若再重新进行生产已经来不及了。而不合格的原因只是产品表面有些划痕，不满足外观检查要求，而产品表面划痕源于原材料，生产部认为在来料检验时未检出这个不合格不是他们的责任。

【例2】某企业仓库内堆放着标识为待处理的 A 物料，询问仓库保管员原因时，仓管员说："这 A 物料放置有半年时间了，QC 检验不合格，不让入库，采购说我们的质量标准不合理，厂家不接受退货。管理者代表签了退货处理，但由于厂家不接受退货，公司也一直没处理，就这样一直标识为待处理状态。"

3. 分析

例1：从以上案例分析中可以看出，这是典型的职责不清问题。在沟通过程中，相关人员没有关注这方面的关联性，因此产生了相互扯皮现象。由于企业在制定原材料验收规范和出厂检验标准时忽略了这种关联性，没有考虑到原材料验收规范中的要求可能对随后成品的影响。造成表面划痕的原因有多方面：可能发生在来料运输过程中；可能发生在生产过程或半成品转运过程中；可能发生在生产结束后转入仓库的过程中；也可能发生在最终检验的过程中。对于产品防护问题，相关部门应在原材料、生产、检验等过程中充分考虑。鉴于此种情况，公司要界定相关部门的职责，各部门之间应充分沟通，如此问题就容易解决了。

例2：该企业针对 A 物料的处理中，管理者代表并未进行有效的沟通处理，导致 A 物料一直堆放在仓库。管理者代表应组织采购、质量等相关部门进行讨论：物料 A 的质量标准是否不合理？采购前该标准是否已经告知供应商？该批 A 物料该如何处理？只有经过充分的沟通，才能给出最终的处理决定并执行。

九、管理评审的总则

（一）GB/T 42061—2022 标准条款

5.6　管理评审

5.6.1　总则

组织应将管理评审程序形成文件。最高管理者应按照形成文件的策划的时间间隔对组织的质量管理体系进行评审，以确保其持续的适宜性、充分性和有效性。评审应包括评估改进的机会和质量管理体系变更的需求，包括质量方针和质量目标变更的需求。

应保留管理评审的记录（见 4.2.5）。

（二）标准条文理解

（1）管理评审由最高管理者负责，应定期对质量管理体系进行评审。管理评审的对象是组织的质量体系，管理评审的目的是按策划的时间安排对质量管理体系进行系统的评价，确保质量管理体系持续的适宜性、充分性和有效性。在对质量管理体系的适宜性、充分性和有效性的评审过程中，可能发现各种改进的机会和变更的需求，从而做出决策，采取措施进行改进和变更。

——质量管理体系的适宜性：由于客观环境的变化（法规、市场、技术、质量等），引起相应的变化（战略、组织结构、资源、产品等），要及时调整。

因组织所处的内外环境的变化，要求组织的质量管理体系适应这种变化。这种变化可能导致质量方针、质量目标的变更，在这种情况下，组织应及时调整或改进原有的质量管理体系，以保持其与内外环境的适宜性。

——质量管理体系的充分性：变化引起改进的需求，以前未考虑充分的问题。

质量管理体系由许多相互关联的过程所构成，如果过程没有得到充分识别，或对过程的运行未能进行有效控制，就会因某些过程因素而导致质量管理体系不充分。开展管理评审可以发现质量管理体系的不充分性，以便加以改进。

——质量管理体系的有效性：将顾客要求、反馈、产品符合性等情况与规定的方针和目标进行对比、判定：

a）质量管理体系的有效性是指组织实现所设定的质量方针、质量目标和各项职责按策划的安排并达到结果的程度；

b）评价质量管理体系的有效性应与组织设定的质量方针、质量目标和各项职责进行对比，评价过程中应关注以下信息：

- 顾客投诉、顾客抱怨及顾客提出的改进性建议；

- 过程的业绩，实现增值从而达到预期结果的程度；

- 产品质量目标的实现和满足要求的程度。

（2）对于已建立和正常运行的质量管理体系，每年至少评审一次。如果因组织内部环境或外部环境因素导致质量管理体系将发生变化或正在变化，则需要增加管理评审的频次，必要时由最高管理者和参与管理评审的其他人员商定后实施。

（3）组织的外部环境变化包括：

——质量管理体系标准或质量管理体系要求的变化，如 GB/T 19001—2016、GB/T 42061—2022 标准等的改版；

——市场情况或顾客的要求和期望；

——科学技术水平的提高、先进技术的应用；

——新的法律法规或产品标准的变化。

（4）组织的内部环境变化包括：

——最高管理层人员的变动，如董事长、总经理、管理者代表的变动；

——组织结构、组织规模、组织机制的变化；

——产品的变化，如新产品开发、产量增加、品种增加、厂区扩大、人员增加等；

——基础设施等资源的变化，如采用新技术、新设备、新工艺以及新的生产线投入使用等。

（5）管理评审的方法应结合组织的具体情况进行，可包括：

——按日程安排、会议纪要和确定的要点以正式会议的形式；

——通过电视、电话会议或网络的形式；

——按策划的安排，各层次、各部门评审后向最高管理者报告评审情况的形式。

（6）管理评审的记录可以采用适合于组织的任何形式，如工作日志、正式的会议纪要或记录等。管理评审记录可以采用纸质或电子文件的形式分发和保存。应记录参加管理评审人员的身份。

（7）管理评审的记录应包括所有评审的要点及对任何将要采取纠正或预防措施的描述、实施措施的职责部门、完成措施所需要的资源和完成的日期。

（三）相关案例及分析

1. 概述

如何对管理评审进行策划是最高管理者应重点考虑的问题，GB/T 42061—2022标准对相关的策划给出了明确要求。因管理评审是对企业质量体系运行情况的检查，最高管理者应重视管理评审过程，包括管理评审会议内容、时间安排等。通常情况下，企业每年均会进行年终工作总结，其内容与体系要求差异不大，可以考虑结合进行。GB/T 42061—2022 标准 7.1 条"产品实现的策划"中指出："策划的输出形式应适合于组织的运作方式。"管理评审的策划也是一样，要与企业自身的运作相结合，以通过管理评审活动保持质量管理体系运行的最好效果。

2. 案例

【例1】某企业在年初时就下发通知，告知各部门将于本年度12月下旬召开公司管理评审会议，希望各部门在本年度内创造良好的业绩，并做好相应的准备工作。至12月中旬，公司又下发了召开年度管理评审会议的正式通知，但通知中仅告知了开会地点和时间，未涉及其他具体内容。

【例2】审核员在检查某企业管理评审记录时，发现该企业只在年初进行了管理评审，下半年公司进行产品升级和技术改造，新增了两个生产车间，配备了新型生产设备，并淘汰了原有的老产品，且新产品也已正式投入生产。按照公司管理评审文件要求：公司在体系、产品等发生重大变更时，需要增加管理评审。当审核员问为何没有变更后的管理评审记录时，总经理回答："因新产品投入才半年多，准备在明年年度管理评审时一起进行。"

3. 分析

例1：对于管理评审的策划，几乎每个医疗器械生产企业的质量管理体系文件中均有《管理评审控制程序》，其中包含了策划的要求。但是在实际工作中，许多企业并没有按照相关要求去执行，说一套，写一套，做一套，形成两层皮，建立的质量管理体系也流于形式。最高管理层对企业的年终工作总结却十分重视，且总结会开得十分隆重。仔细分析后可以发现，年终会议的很多内容与管理评审内容相似或相同，若将两个会议合并进行也是完全可以的。如果企业把管理评审流于形式或做成表面文章，则不利于企业质量管理体系的建设。

例2：该企业发生了基础设施和产品结构的重大变更，新增两个生产车间并配置了新型生产设备，产品也发生了更新；企业在重大变更发生后应增加管理评审的频次，对现有质量管理体系与变更后实际情况的一致性和与法规的符合性进行评审，必要时对质量管理体系进行调整，以保持质量管理体系的有效性、充分性和适宜性。

十、管理评审的输入

（一）GB/T 42061—2022 标准条款

5.6.2　评审输入

管理评审的输入应包括但不限于由以下方面产生的信息：

a）反馈；

b）投诉处置；

c）向监管机构报告；

d）审核；

e）过程的监视和测量；

f）产品的监视和测量；

g）纠正措施；

h）预防措施；

i）以往管理评审的跟踪措施；

j）可能影响质量管理体系的变更；

k）改进的建议；

l）适用的新的或修订的法规要求。

（二）标准条文理解

（1）为确保覆盖整个质量管理体系，管理评审的输入应包括下列内容：

——结合组织当前的需要，对质量方针和质量目标持续适宜性的评审。

——过程业绩的分析，产品的符合性，质量管理体系的适用性、有效性和满足质量目标的能力；过程业绩是指一个过程通过资源的投入和活动的展开转化为输出，从而实现增值或间接增值，并达到预期结果的情况。

——顾客反馈质量问题和所采取的处理措施。

——客户投诉的情况和处理状况。

——内部审核和外部审核提出的改进意见。

——以往管理评审中提出的问题和未完成的处理措施。

——组织纠正措施的实施状况。

——组织预防措施的实施状况。

——供方供货质量和可能造成产品或服务问题的缺陷。

——由于各种原因可能使产品、过程和体系需要改进或变更的建议，包括内外环境的变化。

——向监管机构汇报情况，包括不良事件上报、忠告性通知发布信息或产品召回的数据等。

——内外部审计的结果和数据。

管理评审的输入内容要实事求是，避免自我表扬。要从当前的业绩中找出与目标之间的差距，并考虑改进的可能，输入不要局限于以上方面，还可以寻找竞争对手的长处，取长补短、自我改进、不断提升。

（2）管理评审和内部审核不一样，审核结果是管理评审输入的一部分，这个要求已清楚地表明两者之间的差别。通常情况下发生的个别与质量有关的问题应在发生时就及时进行处理，不必等到管理评审会议。而管理评审则是最高管理者对重要的发展趋势进行分析并做出相应决策的过程。

（3）对于管理评审中提到的"适用的新的或修订的法规要求"，是指任何出版的标准或由政府部门颁布的法律法规，这些标准、法律法规构成了为以下目的所需的合法条件：

——将医疗器械投放市场；

——医疗器械的使用；

——医疗器械的安装；

——开展相关服务。

（4）上述法规仅适用于有关医疗器械安全有效的要求，包括组织的产品已经进入或计划进入市场或区域的要求。管理评审应了解组织对满足法规要求的符合性。

（三）相关案例及分析

1. 概述

管理评审的输入应能够反映企业当前现状，包括产品的实物质量和质量体系的运行状况。一个企业在运行过程中往往出现这样或那样的问题，如何查找这些问题以及这些问题产生的原因，在管理评审输入时就显得至关重要。因此，在确定管理评审输入内容时，需要提前通知各部门做好相应的准备，以确保输入的充分性，包括存在的优点、不足或缺陷。

2. 案例

【例1】审核员在查看某企业管理评审文档时，发现缺少管理评审输入文件，随后询问总经理这些文件是否可以提交查看，总经理回答说当时各部门都是口头汇报的，文控部门进行了记录。审核员在查看这些记录时发现记录是整理后打印出来的。在随后的部门审核时审核员就相应的内容询问了相关部门负责人，部门负责人回答说有些他们做得比较好的方面并没记录进去。

【例2】审核员在查看某企业管理评审报告时，发现管理评审报告中并未体现本年度新法规、新标准的变更对企业是否有影响，询问管理者代表，管理者代表回答说："新的法规和标准我们都纳入了外来文件管理，管理评审就没有将该事项作为管理评审的内容输入。"

3. 分析

例1：在管理评审的输入中需要报告过程的业绩，当然也包括存在的问题、改进的建议以及对资源的需求。对于口头汇报但形成了文件的会议记录应保存原始记录，整理后的记录有些内容可能被删减了，则不能反映各部门的真实情况。因此，进行管理评审之前应及早通知各部门做好准备，以书面的形式提交管理评审输入信息，确保输入内容的真实性。

例2：新的法规或标准可能与企业现行的质量管理体系文件发生冲突，企业要根据新的法规和标准对质量管理体系文件进行调整，以满足新的法规和标准的要求。在管理评审时应将新法规、新标准作为管理评审的内容输入，以便于企业判别目前的质量管理体系是否满足新法规、新标准的要求，并在管理评审时做出相关决定。

十一、管理评审输出

（一）GB/T 42061—2022 标准条款

5.6.3 评审输出

管理评审的输出应予记录（见4.2.5）并包括经评审的输入和与以下方面有关的任何决定和措施：

a）保持质量管理体系及其过程适宜性、充分性和有效性所需的改进；

b）与顾客要求有关的产品的改进；

c）响应适用的新的或修订的法规要求所需的变更；

d）资源需求。

（二）标准条文理解

（1）管理评审的输出是管理评审的活动结果，应包括针对实现质量方针和质量目标所建立的过程及质量管理体系有效性的阐述，以及质量目标实现的程度。这是最高管理者对质量管理体系做出组织战略性决策的重要基础。

（2）管理评审的输出内容应包括：

——对组织质量管理体系及其过程有效性的总体评价结论，质量管理体系变更的需要、改进的机会，质量方针和质量目标改进的需求和质量体系运行情况的说明，保持质量管理体系及其过程有效性所需改进的决定和措施。

——经过评审后的输出信息。

——与顾客要求有关的产品改进决定和措施，包括针对顾客规定的、明示的和隐含的要求、法律法规的要求，如对整机或零部件特性的改进。

——根据发生变化的法律法规和标准要求，企业质量管理体系需要进行变更的内容。

——组织应针对内外部环境的变化或潜在的变化，考虑当前或未来的资源需求和措施，为质量管理体系的持续适宜性、充分性和有效性提供基本保证。

（3）管理评审的输出记录应予以保存。内容包括评审要点的说明、将要采取的纠正或预防措施、完成措施的责任者、可能需要的资源及预计完成的时间等。

（三）相关案例及分析

1. 概述

管理评审的输出是对以往质量管理过程的总结，所包含的内容和要求是组织在今后工作中需要努力的方向和目标。任何企业在运作过程中都可能存在这样或那样的偏差，存在许多需要改进的地方，当然也有许多符合要求的地方，如何保持优点、改正缺点是管理评审要关注的问题。管理评审的输出正是为解决这些问题而进行的，从而确保质量管理体系的持续适宜性、充分性和有效性，并为管理水平的提升提供基本保证。

2. 案例

【例1】审核员在查看管理评审报告时，看到该企业管理者代表在汇报内审情况时，只对内审发现的不符合项及整改情况进行了汇报，并就此得出结论：公司的质量管理体系运行是正常的、有效的。

【例2】审核员在查看管理评审文档时，发现研发部在管理评审输入时提出了由于下一年度研发项目增多，为了满足研发需求，需要增加5人。但在管理评审报告中，并未见就该资源需求的评审结果。于是询问管理者代表："管理评审时，公司是否同意研发部增加5人?"管理者代表回答说："当时总经理并没有明确表示，所以管理评审报告中就没有明确。"

3. 分析

例1：管理评审是对整个企业运行状况的评价，而不是对某一个部门的检查。内审过程也是对整个企业而言的。在内审结束时，应对整个内审过程进行总结和统计分析，通过内审找出可以改进的方面并实施改进，促使企业的管理功能得以发挥和提升。若仅对发现的不符合项进行改进，而忽视其他方面的情况，就得出"公司的质量管理体系运行正常有效"的结论，则其结论过于片面。只有通过统计分析后，综合评价质量管理体系的运行状况，给出趋势状态和企业警示，才能促进企业的持续改进。

例2：管理评审输出时应就各部门的评审输入进行充分的评审，并给出评审结论。研发部根据下一年度的研发项目，向公司提出了增加5人的需求，在管理评审时，公司应该就该需求进行评审，做出决定，并告知研发部最终公司同意该部门是否可以增加人、增加几人。这也是总经理作为最高管理者，对各部门的资源需求给予的支持和保障，以便于公司的持续发展。

第三节　资源管理

为确保质量管理体系运行的有效性，实现质量方针和质量目标的要求，组织必须提供满足产品实现全过程所必需的各种资源条件，包括人力资源、信息资源、基础设施和工作环境，并要按照标准的要求进行规范管理，为顾客提供安全有效的医疗器械产品。

一、资源提供

（一）GB/T 42061—2022 标准条款

6　资源管理

6.1　资源提供

组织应确定并提供所需的资源，以：

a）实施质量管理体系并保持其有效性；

b）满足适用的法规要求和顾客要求。

（二）标准条文理解

（1）提供和保持充分的资源条件是组织质量管理体系和其过程有效建立、实施、保持和运行的先决条件。资源的性质和数量由所涉及的产品和过程决定。

（2）组织的资源包括人员、基础设施、工作环境、信息、供方和合作伙伴、相关方、自然资源和财物资源等。不论相关过程是由组织自身完成，还是由外部完成，组织均有责任负责资源的提供。

（3）组织的管理层应识别并提供为贯彻组织的质量方针、实现质量目标、满足适用的法规要求和顾客要求所需的资源。

（4）组织提供的资源应是适当的，以满足产品实现过程、顾客要求和适用的法规要求为基本原则。在确定资源时，除了充分利用内部资源外，还应考虑外部资源的利用，如潜在的供方、相关方等。

（三）相关案例及分析

1. 概述

医疗器械组织应对本企业的资源进行分析和策划，保证提供的各种资源能够满足医疗器械产品的生产制造、贮存防护、质量控制以及顾客要求和适用的法律法规的要求。当企业的规模或者产品发生变化时，应对现有的资源重新进行评估和策划。

2. 案例

【例1】审核员在与某公司最高管理者沟通时了解到，由于新产品开发的需求，该公司最近引进了全套美国 PI 公司的数控加工设备和技术，目前已进入安装阶段，计划在三个月内投入生产，车间的生产线也做了相应的调整和更新。此外，还准备添置一台三坐标测量设备。审核员对总经理的介绍很感兴趣，接着问总经理："由于数控加工设备对环境的温、湿度要求提高了，是否考虑到如何控制车间的恒温恒湿系统，以及对操作和检测人员的培训？"总经理说："由于资金和时间有限，顾客供货要求很急，只能先投入生产，新设备、新技术的应用肯定会带来不少新问题，待发现了问题再逐一解决。"

【例2】审核员在审核某公司时，发现 A 产品的稳定性实验需要使用恒温恒湿控制箱进行实验，但是在该公司的设备台账及现场均未见恒温恒湿控制箱。

3. 分析

例1：该公司虽然引进了美国 PI 公司的全套数据加工设备和技术，并对车间生产线做了相应的调整，且准备添置一台三坐标测量仪器，但是总经理却没有打算对数控加工设备所需的温、湿度环境条件进行控制，也没有打算对生产和检测人员进行培训，因此不能满足对工作环境以及人力资源符合性的要求。

提供充分的资源条件是组织质量管理体系和其过程有效建立、实施、保持和运行的必备条件，公司需要对人力资源、基础设施、工作环境、信息、供方、合作伙伴、相关方、自然资源和财物资源等各种资源条件进行评估和配备，以保证质量管理体系运行和产品实现所需资源的符合性和有效性。

例2：公司应该根据需要配置相应的资源，以满足公司各项运营活动的需要。因 A 产品的稳定性实验需要使用恒温恒湿控制箱，所以企业应按照相应的要求配置恒温恒湿控制箱，以满足产品稳定性实验的要求。

二、人力资源的总则

（一）GB/T 42061—2022 标准条款

6.2 人力资源

基于适当的教育、培训、技能和经验，从事影响产品质量工作的人员应是胜任的。

组织应将确立能力、提供所需的培训和确保人员的意识等一个或多个过程形成文件。

组织应：

a）确定从事影响产品质量工作的人员所需具备的能力；

b）提供培训或采取其他措施以获得或保持所需的能力；

c）评价所采取措施的有效性；

d）确保组织的人员知晓所从事活动的关联性和重要性，以及如何为实现质量目标做出贡献；

e）保持教育、培训、技能和经验的适当记录（见4.2.5）。

注：对于拟提供培训或采取其他措施，其有效性的检查方法与该工作相关的风险相适应。

（二）标准条文理解

（1）组织应建立人力资源的发展配置规划，识别影响产品质量工作的人员，这类人员包括直接的和间接的。应根据质量管理体系各工作岗位、质量活动的要求及规定的职责对人员能力进行评价，以选择能够胜任的人员从事该项工作。

（2）组织评价员工的能力，可以从教育程度、接受的培训、工作技能和工作经验等方面来综合评定，以确认某一岗位员工的工作能力。评价和选择时应关注不同岗位的专业要求和侧重点，以确保所选择的人员是能够胜任的。

——教育：与本岗位相关的学历要求；

——培训：与本岗位相关的专业培训；

——技能：与本岗位相关的技术、技艺、技能；

——经验：与本岗位相关的工作经历、阅历。

（3）组织的人力资源和人才队伍来源于两个方面：一是通过外部招聘引进，二是实施内部培养提升。不论是外部引进还是内部培养，都需要进行策划，并按策划的安排实施。

（4）组织应建立人力资源评价系统，通过培训和其他方法提高员工的能力，增强员工的法律法规意识和质量意识。员工在完成一个过程之前是否需要提供系统的培训，对培训的广度和深度的要求，通常由拟完成过程的人员所需的能力水平决定。针对从事影响产品质量工作的人员，组织应：

——确定其必需的工作能力要求，对人员进行培训或采取其他方式使其满足岗位任职要求；

——可以通过面试、笔试、实际操作等方式评价培训效果，或通过其他措施对培训或其他提高员工能力措施的有效性进行评价，以检查是否达到所策划的目标。

（5）组织应制定培训计划，提供对各级岗位工作人员通用的教育和培训，包括专职、兼职或临时工作的人员，此类培训和教育应覆盖：

——工作的性质；

——健康、安全和环境规章；

——质量方针和其他内部方针；

——员工的职责和要求；

——与员工相关的程序和作业指导书。

（6）在管理评审、内部质量审核、纠正措施和预防措施实施，以及对员工的工作分配等过程中，都有可能发现许多需要改进人员能力的领域和改进的方法。如果人员发生调整或变动，必要时需进一步进行再教育、再培训。

（7）某些工作或工种可能要求在完成某项任务之前，对拟完成任务的人员进行资格鉴定或确认其是否能够胜任该项工作，如内审、化学分析、微生物实验、物理性能、电气安全、灭菌过程、激光操作、焊接工艺操作等方面的相关人员。

（8）组织应保留每位员工的教育、培训、岗位资格、经验认可的记录，包括学历证明、职称证明、工作经历、培训记录等。根据需要，记录可以简单，也可以复杂，应包括员工所接受的培训和培训效果的内容。

（9）对员工的培训应由具有适当专业知识、技能和经验的人员进行，相关记录应包括培训教师资质和能力的评价说明。培训可以是组织的内部培训，也可以是第三方的外部培训，或者邀请有资质的老师到企业进行内部培训。组织应每隔一段时间评价或重新评价所有进一步的教育和培训的有效性和需求，以确保员工所获得的能力是持续的。参加或委托外部培训时，应关注培训机构的相关资质。

（10）培训的内容应包括提升员工风险意识的要求，包括对错误操作可能存在的风险或引起的后果，让员工清楚地意识到岗位作业的风险以及工作的严肃性和严谨性。

（11）当组织采用人员信息或培训信息管理系统对人力资源或培训进行管理时，需要将系统的功能与体系的要求相结合，并做好数据的安全性保护。

（三）相关案例及分析

1. 概述

组织应以文件的形式确定各级岗位人员的能力要求和资质要求，对外部招聘人员应评估所接受的教育程度、曾接受过的培训、技术能力以及工作经历和阅历等，以判断待聘员工是否胜任本岗位的要求。除了判断新员工或转岗员工是否满足基本能力的要求以外，还需要对所有员工进行适当的再教育，以保证其持续适应岗位和质量管理体系的要求。针对关键和特殊岗位需要进行持续的再教育和再评价，并保留相关记录。对有证书或资格要求的特殊岗位工作人员，则需要按照国家法规的要求获得相应证书。

2. 案例

【例1】审核员在某医疗器械公司生产现场查问某新员工的上岗培训记录时，生产经理说："我们公司的岗位培训都是老员工带新员工，直到学会了才允许独立操作，没有培训记录。"

【例2】某企业购买了一台进口震动测试仪，审核员看到其设定在第3档，问第3档代表什么含义，员工回答说："这是供货厂家调试的时候就设置好的，他们说这样设置就可以了。"当问到是否有仪器操作使用说明书时,员工说:"是日文版的,因未翻译我们也看不懂。"当问到如何对其进行维护保养时,员工表示不知道维护要求。

3. 分析

例1:医疗器械生产企业对员工的培训形式多种多样,其中以老带新、拜师学艺也是培训形式中的一种,上述案例中的问题是没有对培训效果进行评价和保留培训记录。公司应对员工进行适当的岗前培训,并对培训效果进行评价,保存培训记录,以保证培训的有效性。

例2:本案例从形式上看,似乎是基础设施的问题,但仔细分析以后,可以发现其根本原因是操作人员不具备日语知识,且无法看懂震动测试仪使用操作说明书,也不知道维护要求。公司应对员工的能力进行评估,以保证员工能够理解掌握和胜任本岗位工作,必要时应采取其他相应的措施。

三、基础设施

(一) GB/T 42061—2022 标准条款

6.3　基础设施

为达到符合产品要求、防止产品混淆和确保产品有序处置,组织应将所需的基础设施的要求形成文件。适当时,基础设施包括:

a) 建筑物、工作场所和相关设施;

b) 过程设备(硬件和软件);

c) 支持性服务(如运输、通讯或信息系统)。

若维护活动或缺少维护活动可能影响产品质量,组织应将此类维护活动的要求包括执行维护活动的时间间隔形成文件。适当时,要求应适用于生产设备、工作环境控制设备和监视测量设备。

应保留此类维护的记录(见4.2.5)。

(二) 标准条文理解

(1) 为确保医疗器械产品满足法律法规和顾客要求,最高管理者应负责提供相关的基础设施,这是实现产品符合性的物质保证。

(2) 组织的基础设施通常包括:

——建筑物、工作场所和相关设施,如生产厂房和办公场地、水、电、气等公用工程；

——产品实现过程所需要的设备，如机器、含有计算机软件的各类过程控制、测试设备以及各种工装模具、辅助工具、工位器具等；

——配套的运输或通信等支持性的服务。

（3）生产设备的设计、制造、安装应便于正常操作、维护保养、调试和清洁。应制定所有生产和环境控制设备以及用于监视和测量的设备的维护保养、清洁、检查程序控制文件，确定必要的调试和维护保养的时间间隔，适当时应为生产、测量和试验设备的任一使用范围提供或允许偏差资料，以便于操作者查阅。

（4）组织应确保建筑物的设计具有充足的空间，便于清洁、维护和实行其他必要的管理。厂房的布局应根据生产工艺流程确定，应便于使用操作。生产现场应设置相应的标示，以防止原材料、半成品零部件、最终产品、返工产品以及其他不合格物料、改进或维修用器件、生产设备、检验设备、文件和图纸的混淆及误用。

（5）基础设施的维护保养计划通常可张贴在设施（备）上或靠近设施（备）处，维护保养工作应当按计划进行，并保持此类维护记录。

（三）相关案例及分析

1. 概述

公司的基础设施和设备配置应考虑法律法规要求、产品工艺要求和产品本身的特性要求。厂房布局要合理，人流、物流应通畅，且有足够的生产、贮存空间。如果涉及洁净厂房等要求时，则需要符合国家或地区的洁净室标准和法规要求。对生产设备的维护保养应形成文件规定，以保证良好的运行状态。

2. 案例

【例1】一次性使用吸氧管生产作业指导书规定 EO 灭菌工艺为特殊过程。审核员在现场发现没有 EO 灭菌设备的日常维护保养记录；问其操作员工时，员工说因为最近生产任务比较忙，一般是生产不忙时才进行维护保养，最近设备也没有发生什么问题。

【例2】审核员在现场查某产品的配料工艺记录时，发现配料表上某材料的配料量精准为 0.092g，而现场实际使用的电子秤的精度为 0.1g。生产经理解释说，大多数材料都要求精确到 0.1g，只有两种材料需要精确到 0.01g，因公司没有采购到精确度为 0.01g 的电子秤，就用了精度为 0.1g 的电子秤称量，数据也不会相差太远。

3. 分析

例1：一次性使用吸氧管的 EO 灭菌是一个特殊过程，为了保证灭菌过程满足相关灭菌操作规范要求，企业应对 EO 灭菌设备进行日常维护保养，要按照计划的安排和规定的要求组织实施，并保持记录，以确保设备的正常运行，满足灭菌过程的控制要求。

例2：公司的配料表要求的配料量精准为 0.092g，但现场使用的电子秤精确度为 0.1g，不能满足配料表的要求，会导致基础设施与实际需求的不匹配。公司应该按照生产工艺需求配备符合要求的称量设备，以保证设备功能、性能等技术指标满足产品的工艺要求。

四、工作环境

（一）GB/T 42061—2022 标准条款

6.4　工作环境和污染控制

6.4.1　工作环境

组织应将为达到符合产品要求所需工作环境的要求形成文件。

如果工作环境条件可能对产品质量有不良影响，组织应将工作环境要求以及监视和控制工作环境的程序形成文件。

组织应：

a）将对特定人员的健康、清洁和着装要求形成文件，此类人员与产品或工作环境的接触可能影响医疗器械的安全或性能；

b）确保需要在工作环境内的特殊环境条件下临时工作的所有人员是胜任的或在胜任人员监督下工作。

注：更多信息见 GB/T 25915（所有部分）和 GB/T 25916（所有部分）。

（二）标准条文理解

（1）产品实现过程中的工作环境可能影响产品质量。必要的工作环境是实现产品符合性的支持条件。组织应对实现产品符合性所需的工作环境加以识别和确定，并对工作环境中与产品符合性有关的条件加以控制。工作环境对产品质量影响的重要因素包括：

——过程设备；

——所建立的工作环境；

——在此环境中工作的人员。

（2）工作环境条件一般包括：

——人文的：如创造一种良好的工作氛围，预防过度疲劳，稳定员工情绪，从而更好地发挥组织内各级人员的潜能；

——物理的：如温度、湿度、洁净度、照明、振动、噪声、防静电、磁屏蔽、电磁干扰等。

（3）对工作环境控制的必要性和控制的程度取决于所生产的产品类型及风险水平。控制工作环境意味着要指导、管理、协调和监视影响环境条件的活动或可变因素，以确保工作环境能够满足产品实现过程的要求。

（4）任何受控制的工作环境都应被认为是特殊环境条件，应采取形成文件的环境控制措施，包括：

——工作环境的温度或湿度被控制到如此低或高的水平，以至于长时间暴露于其中，且可能是有害的；

——工作环境靠排气系统将有害气体排除并保持在可接受的水平内；

——无菌生产过程的工作环境。

（5）应对工作环境建立定量和定性的限制条件，监视和保持工作环境所需的设施、设备、资源和文件。如果结果的输出不能被验证，则应对环境控制系统进行确认，并定期检查以验证该环境系统的正确运行。对系统控制和检查要求应形成文件，并达到所实施的环境控制能力的程度。

（6）工作环境条件可能对以下类型的医疗器械产品质量造成影响：

——标明以"无菌""无热原"形式提供的产品；

——以非无菌形式提供，并预期在使用前进行灭菌的产品；

——在使用中易受微生物和（或）微粒清洁程度或其他环境条件影响的产品；

——有贮存期限要求或有特殊搬运和存贮条件要求的产品；

——微电子器件等可能造成静电放电的产品。

注：关于洁净室和相关环境的更多信息可在 ISO 14644 和 ISO 14698 中获得。

（7）工作环境有各种参数、指标和控制要求，应对每个参数进行评价，以确定如果失控可能增加产品使用时的风险，应保持对环境参数包括不连续生产时间的监控记录。无菌医疗器械生产洁净区的各种参数、指示项和控制项的范围包括：

——温度、湿度；

——风速、换气次数；

  ——空气过滤、空气离子化；

  ——气流组织形式、压差；

  ——光线（包括光谱的成分和强度）；

  ——声音、振动；

  ——工作台面和工作过程的清洁要求；

  ——工艺用水、工艺用气的质量；

  ——现场环境中操作人员的数量。

（三）相关案例及分析

1. 概述

企业应根据产品特性选择适宜的生产、贮存环境，并符合国家或地区法律法规或相关标准的要求，如一般有源电器类医疗器械的生产有防静电的要求，则需要对生产环境保持一定的湿度控制，并采取静电防护措施。无菌医疗器械的生产有洁净环境的要求，则需要对洁净环境中的人员、设备、物料等进行规定，并按照相关标准和法规的要求对洁净环境进行监控和验证，以保证环境的可控性和符合性。

2. 案例

【例1】某医用无菌敷料生产企业因生产任务比较忙，招聘了部分外包装工序人员，审核员在现场检查时发现外包装工序人员均为临时工，查看过程巡检记录时发现外包装的错放率远远高于正常水平。当问到生产部经理这是怎么回事时，生产部经理说："因人员不够，外包装工序相对来说又没有那么复杂，风险小一些，而正式员工都被安排到比较重要的工序。"

【例2】某无菌医疗器械生产企业按照10万级洁净要求建设净化车间，但除了车间一更衣室安装压差计外，其他地方都无压差计，也未安装温、湿度计，问到原因时，车间主任说："我们的洁净车间是经过检测所检验合格的，压差、温度、湿度都没有问题，洁净空调机组是可以自动调节的，没有必要安装了。"

【例3】审核员抽查无菌实验室内百级超净工作台日常环境监测记录时，发现2022年12月8日尘埃粒子的监测记录与结论符合，但是未能提供沉降菌、风速/换气次数的检测记录，与《洁净区环境监测操作规程》规定的检测项目要求不符。

【例4】审核员现场检查洁净区工作人员的体检规定时，发现企业未能提供人员健康要求的文件。

3. 分析

例1：无菌敷料生产企业招聘了部分临时工，并将其安排为外包装工序操作人员，由于是在没有称职的老员工监督和指导下工作，因此外包装工序的错放率远远高于正常水平。按照本标准的要求，组织需要保证临时聘用人员能够胜任本岗位的工作，若不能适应，则需要在称职的员工监督和指导下工作，以保证所有员工都能按照产品和工序要求进行作业。

例2：无菌医疗器械生产企业虽然按照10万级洁净标准建立了净化车间，但是未按照洁净车间的环境监控要求安装压差计和温湿度计，不能及时有效地对洁净环境状况进行监控。公司应该按照洁净车间的相关法规和标准要求，配备符合要求的环境监控设备，并及时监控和记录洁净环境的保持情况，以保证生产环境的符合性。

例3：企业虽然制定了环境检测文件，且规定了日常监测项目、频次等信息，但是未按照文件要求进行控制。针对日常的环境监测，应不得缺项、漏项，严格按照规定要求对沉降菌、风速/换气次数进行监测，并保留监测记录。

例4：企业应编制对洁净区操作人员健康要求的控制文件，明确相关体检的周期、体检的项目以及对人员的健康信息保密。

五、污染控制

（一）GB/T 42061—2022 标准条款

6.4.2 污染控制

适当时，为了防止工作环境、人员或产品的污染，组织应对受污染或潜在受污染产品的控制进行策划并将安排形成文件。

对于无菌医疗器械，组织应将控制微生物或微粒物污染的要求形成文件，在组装或包装过程中保持所要求的洁净度。

（二）标准条文理解

（1）为防止产品、工作环境和人员的交叉污染，组织应对受污染或易受污染的产品进行特殊处理和控制，如对产品进行标识、对已经或可能被污染的产品、工作台面或人员，建立搬运、清洁和去除污染的控制程序。

（2）环境控制的目的就是修正、调节、校准和监视影响环境的活动和变量，使其达到符合要求的环境质量。应为环境质量建立经确认的量化参数极限，以用于描述达到控制能力的程度。控制程度对建立监视和保持工作环境所需的设施结构、设备、资源和文件具有一定的相关性，即为"环境控制系统"。应对环境控制系统进行确认，定期检查和验证其是否保持正常运行。ISO 14644 标准给出了关于受环境控制的洁净室区域的信息。

（3）对于无菌器械，或使用前预期灭菌的产品，或在生产使用中的活性物质，或灭活性物质的污染（包括热原）起重要作用的产品，应在生产过程中特别注意微生物或微粒的污染水平。如果工作环境可能对产品质量的符合性产生不利影响，应对工作环境进行控制，以防止对产品造成污染。此类产品的生产和包装应按照已确定的技术条件，在规范、合格、可控的环境条件下进行。

（4）在产品制造过程中，如果通过确认的产品清洁过程能将污染降低到可知的、一致的控制水平，并通过受控的包装过程将污染保持在这个水平上，则不需要在整个制造过程中对环境进行控制。然而，即使是经过确认的清洁程序，也需要建立一个受控的环境来控制已确认的清洁和包装过程。

（三）相关案例及分析

1. 概述

企业应对工作环境和人员等可能对产品造成的污染进行分析，对污染控制要求制定文件，并按照文件要求的频次和方法对环境进行监控，保持相关的记录。如果国家和地区的法规或标准对环境监控有强制要求，则需要符合相关的强制要求。

2. 案例

【例 1】某一次性无菌缝合包洁净环境监控文件要求每一个洁净生产车间每周需要检查一次沉降菌。审核员在查阅检查记录时，发现实际每周只抽查 2～3 个洁净生产车间。当问到质量部经理时，质量部经理说："沉降菌检查的时间比较长，若每个车间都检查则需要的平板也很多，而公司的洁净空调功能一直比较稳定，所以就采用抽查的方法进行监控。"

【例 2】检查员在某公司 10 万级洁净车间的物料传递间发现，车间操作工将传递窗的双门同时打开，直接将物料脱包后传入洁净车间。检查员询问该操作工这样操作是否正确。该操作工回答说："物料太多了，不这样操作的话原料供应不上，影响后续的生产。"查阅该公司洁净车间管理文件规定，传递窗不允许双门同时打开，且物料在传递窗内需要进行自净，即用紫外线消毒 15 分钟。

3. 分析

例 1：质量部没有按照一次性无菌缝合包洁净环境监控文件要求，分别对每一个洁净车间每周检查一次沉降菌，而是每周只抽查了 2 ～ 3 个洁净车间，这不符合文件的规定要求。因缝合包属于无菌产品，企业应结合国家和地区的法规、标准要求以及产品实际需求，按照文件规定进行环境监测，以防止因环境不符合而对产品造成污染。如果需要修改监测频率和方法，则应重新进行策划和验证。

例 2：洁净车间的传递窗双门同时打开，容易导致未经过净化处理的空气直接通过传递窗进入洁净区，增加洁净区的污染风险，且满足不了 10 万级洁净度要求，从而影响产品质量。在实际生产过程中，应严格按照文件规定执行，确保洁净车间环境符合规定要求。

第四节　产品实现

医疗器械必须满足相关的法律法规要求，确保其安全性和有效性，要对产品实现的全过程进行策划，实施风险管理，并确定顾客和产品的相关要求，不断创新和开发新产品，选择和评价合格供方，提供满足产品要求的监视测量条件，在产品实现的全过程中进行有效的控制，以不断增强顾客的满意度。

一、产品实现的策划

（一）GB/T 42061—2022 标准条款

7　产品实现

7.1　产品实现的策划

组织应策划和开发产品实现所需的过程。产品实现的策划应与质量管理体系其他过程的要求相一致。

组织应在产品实现过程中，将风险管理的一个或多个过程形成文件。应保留风险管理活动的记录（见 4.2.5）。

在策划产品实现的过程中，适当时，组织应确定以下方面的内容：

a）质量目标和产品的要求；

b）针对产品建立过程、文件（见 4.2.4）的需求和提供资源的需求，包括基础设施和工作环境；

c）针对产品所要求的验证、确认、监视、测量、检验和试验、处置、贮存、流通和可追溯性活动以及产品接收准则；

d）为实现过程及其产品满足要求提供证据所需要的记录（见 4.2.5）。

此策划的输出应以适合于组织运行方式的形式形成文件。

注：更多信息见 GB/T 42062。

（二）标准条文理解

（1）组织应策划并识别产品实现所需的过程，包括生产和安装服务提供的过程。一般可用工序流程图来描述产品的过程。GB/T 42061—2022 标准中要求"产品实现"策划贯穿以下过程：

——确定顾客要求和顾客沟通（GB/T 42061—2022 中 7.2 条）；

——设计和开发（GB/T 42061—2022 中 7.3 条）；

——采购（GB/T 42061—2022 中 7.4 条）；

——生产和服务（GB/T 42061—2022 中 7.5 条）；

——监视和测量装置的控制（GB/T 42061—2022 中 7.6 条）；

——医疗器械的交付、售后服务、顾客服务、备用件的供应和技术支持。

（2）组织的主要任务是提供产品。医疗器械组织提供的产品可以分为硬件、软件、流程性材料、服务或其组合。如一台核磁共振影像诊断设备可能包括参数自动记录软件、医用胶片、安装与维修服务等；全自动生化分析仪作为体外诊断设备是硬件，但还包括试剂耗材、分析软件等。因医疗器械的产品类别、组合及复杂程度不同，其实现过程存在很大的差异。制造商首先要识别产品的类别，根据不同的专业和生产方式，在不免除组织责任的情况下允许有条件地进行删减。

（3）产品实现是组织实现产品的直接过程，而管理职责、资源管理、测量、分析和改进则是支持过程，是为产品实现过程服务的。组织要按照过程方法的原则，对产品实现的过程进行识别并策划，以期与支持过程的要求保持一致。在产品实现策划中，组织应考虑其质量管理体系的范围。如果法规要求允许组织从质量管理体系范围中删减设计和开发控制，则这些信息应在质量管理体系文件或引用文件中加以说明。

（4）产品实现的策划要确定产品的质量目标和要求，即医疗器械产品类别、功能和性能、产品档次、顾客的需求和期望等，要根据组织现有的资源综合决策。针对已识别的产品，要确定产品的技术来源、实现该产品所需过程，包括设计、采购、生产、仓储、营销、技术支持等，以及这些过程需要的文件和资料、人员、基础设施、工作环境。要明确日常产品技术工作的责任部门和岗位，对产品技术资料的管理、风险管理报告、产品标准、产品说明书、包装标记及某些设计更改等属于产品设计范围的活动做出安排。

（5）产品实现全过程中所需的验证、确认、监视、测量、检验、试验活动、处理、存储、经销和可追溯性等要求，最终要落实到形成文件的产品技术规范中，确定产品接收准则和相应的资源需求。保持产品实现过程的记录，以证实产品符合规定要求、产品实现过程均按照策划安排和要求完成。

（6）产品实现策划的输出形式应形成文件并适用于组织的运作，可以是"产品生产计划"或"新产品投产计划"等。针对特定的产品、项目或合同的质量管理过程、产品实现过程和相关资源做出规定的文件被称为质量计划，质量计划是产品实现策划的输出和结果。

（7）产品实现过程中如果对某个环节缺乏相应的资源，或出于优化过程和经济合理等因素考虑，可以将该过程外包，但过程的外包不能免除组织应承担的责任，应在策划中规定如何对其实施控制。如果在产品实现过程中删减了7.3条，则应说明理由。若产品由顾客提供图纸或技术文件，并按照顾客要求实施，则应在策划中说明产品的质量目标和要求是由顾客提供的，此时组织可将设计和开发的要求删减，以免除对产品设计开发的责任。若产品是根据国家标准或行业标准要求生产，或是以前设计定型的，那么此时组织虽然没有设计开发环节，但是也不能免除对产品的设计责任。

（8）GB/T 42062—2022 标准为医疗器械风险管理的应用提供了指南。为确保医疗器械的安全特性，组织在产品实现过程中应进行风险管理，要把风险管理过程和质量管理体系活动密切结合，保持风险管理活动记录。实施风险管理的最终目标是判定医疗器械的危害，估计和评价风险并采取措施加以控制，把产品的风险降低到可接受的水平。风险管理的过程包括风险分析、风险评价、风险控制、生产和生产后的活动。风险管理的输出应形成文件，明确其管理职责、人员资格、文件和记录的要求，以及国家或地区的法规要求。

（三）相关案例及分析

1. 概述

产品实现的策划是产品实现过程的总规划，属于组织中高层决策的范畴。但是很多企业在这项决策中易于脱离现实，无法起到提纲挈领的作用，且容易出现"两层皮"现象。为了解决这个问题，企业必须重视产品实现的策划工作，并在策划时把握全局，立足实际，系统管理，不能盲目地照搬、照抄或模仿。

2. 案例

【例1】 在审核某医用无菌针灸针生产企业时，审核员问："你们公司无菌针灸针产品实现过程是如何策划的？"企业负责人说："我们制作了一份QC工程图。"随后审核员审阅了该企业的QC工程图，发现没有与灭菌过程有关的策划内容时问："产品灭菌过程没有进行策划吗？"企业负责人说："那不属于我们的生产过程，公司产品是委托合作供方单位进行灭菌的。"

【例2】 在审核某电子体温计生产企业产品实现的策划时，审核员问："是否有针对电子体温计产品进行全过程的风险管理？"企业负责人回答说："电子体温计这个产品没有风险，不需要进行风险管理。"

3. 分析

例1：灭菌是无菌针灸针生产制造中的一个特殊过程，不管是由外部供方完成，还是由本企业自己完成都需要进行策划，这是无菌针灸针产品实现的一个必需过程。为确保产品质量，企业应对灭菌过程进行策划，并确定所需的验证、确认、监视、检验和试验活动，以及产品的接收准则。

例2：医疗器械是一个特殊商品，风险的存在是绝对的，零风险的产品是不存在的。不论是生产Ⅰ类、Ⅱ类还是Ⅲ类的医疗器械产品，都需要策划风险管理的控制过程。安全有效是医疗器械必须保证的基本要求，风险管理是针对影响产品安全因素的预防性识别工具和控制方法，医疗器械制造商必须在产品实现的全过程中运用风险管理的方法，并保持相关的记录。

二、与顾客有关的过程

（一） GB/T 42061—2022 标准条款

7.2 与顾客有关的过程

7.2.1 产品要求的确定

组织应确定：

a） 顾客规定的要求，包括对交付及交付后活动的要求；

b） 顾客虽然没有明示，但规定的用途或已知的预期用途所必需的要求；

c） 与产品有关的适用的法规要求；

d） 确保医疗器械的规定性能和安全使用所需的任何用户培训；

e） 组织确定的任何附加要求。

（二）标准条文理解

（1）组织内与顾客有关的过程涉及医疗器械新产品的设计开发和输入、输出过程、顾客对现有产品交付的期望、与产品交付和订单预定有关的顾客反馈和沟通。组织提供给顾客的产品和服务的要求涵盖了很多因素，如：

——产品投放上市区域的国家或地区的法律法规要求；

——产品的预期用途、性能和功能要求；

——与产品设计开发相关的因素；

——产品的交付计划、未明示的顾客期望、反馈与沟通渠道。

（2）与产品有关的要求包括顾客规定的要求、顾客虽然没有明示但规定用途或预期用途所必须具有的要求、与产品有关的法律法规要求、组织确定的任何附加要求。与产品有关的要求来源于市场和顾客的信息，产品能否上市要根据法律法规要求进行评审，是否可以接受最终由顾客决定。组织只有充分了解顾客的需求和期望，才能真正做到满足顾客的要求。

——顾客规定的要求包括：对交付后的活动要求，可以通过订单、合同、标书等形式提出拟采购的医疗器械种类、配置、组成、用途、技术参数，以及安装、培训、维修的要求。

——顾客虽然没有明示，但规定用途或预期用途所必须具有的要求是已知的。顾客有时表述不清其对产品的具体要求，需要由制造商来帮助选择。制造商可以根据不同需要和预期用途，开发系列产品供顾客选购。如某医疗机构需要购置一台门诊透视检查用的 X 射线机，此前制造商已经根据不同用途、不同门诊量、不同专业科室的需要设计制造了各种规格型号的产品，这时制造商可以向医疗机构推荐一台适用于门诊透视的 X 射线机。

——与产品有关的法律法规要求包括：可能涉及人身安全、环境污染、标准计量、卫生防疫甚至是人权方面的法律法规。

——组织确定的任何附加要求包括：组织的某种专利和专有技术、软件扩展升级的要求和承诺。

（3）医疗器械任何明示的预期用途、任何合理的可预知的误用和使用说明，以及可能存在的风险应形成文件，并随同产品交付/告知于顾客。

（4）对使用者的培训有多种形式，包括提供明确的使用说明书和标签、操作光盘或在公司网站上提供可下载的操作视频，也可以为使用者提供现场培训和电话咨询。具体采用何种方法需要结合产品风险程度以及风险分析的结果。

（三）相关案例及分析

1. 概述

顾客要求是产品实现的起点，也是产品存在于市场的必然。以顾客为关注焦点的原则是企业应从顾客的需求出发，站在顾客的角度思考顾客真正需要的是什么、什么才是顾客真正的要求。如何识别顾客需求是企业首要解决的问题。

2. 案例

【例1】审核员在审核某电位治疗仪生产企业的客户要求条款时问："你们公司的产品主要销售到哪个国家？"市场部经理说："主要是国内市场。"审核员又问："那客户对产品有什么要求呢？"市场部经理说："都是正常的产品要求，客户都写在合同里面了。"审核员查看合同之后问："客户对产品电磁兼容性没有要求吗？"市场部经理说："没有，客户没有这方面的要求。"审核员告知说："从 2015 年 1 月开始，国家已经要求强制执行了。"市场部经理回答："是的，国家是有要求了，但是我们客户没有要求。"

【例2】在某企业销售部审核时，审核员查看 8—11 月的销售合同，在合同订单上的"执行标准"栏内看到填写的内容多为"执行国标""按用户要求"或"按图纸上的技术要求"。审核员问一位业务员："执行国标的代号是什么？"业务员说："哦，为了省事就没有写上去。"

3. 分析

例1：国家相关的医疗器械法规要求，从 2015 年开始对有源医疗器械产品进行电磁兼容性检测。而该企业生产的电位治疗仪产品属于有源医疗器械，虽然客户在合同里没有明示这项要求，但此项要求属于国家法规强制性要求。因此，不仅要满足客户要求，还要满足法律法规要求。

例2：这种情况在实际工作中经常见到。既然说是执行国家标准，则应注明执行标准的具体编号。如果是按照客户要求，则应把客户要求以书面文件的形式，作为合同的附件提供。如果是按图纸要求，则应把具体图纸附在后面。合同是具有法律效用的文件，必须严格按照规定填写，切忌含糊不清。本案例违反了标准"7.2.1c 与产品有关的适用的法规要求"的规定。如果产品没有相关国家标准或行业标准，则应把企业执行标准代号准确地填写在合同中。

三、与产品有关的要求的评审

（一）GB/T 42061—2022 标准条款

7.2.2 产品要求的评审

组织应评审与产品有关的要求。评审应在组织向顾客做出提供产品的承诺（例如提交标书、接受合同或订单以及接受合同或订单的更改）前进行并应确保：

a）产品要求已得到规定并形成文件；

b）与以前表述不一致的合同或订单要求已得到解决；

c）满足适用的法规要求；

d）依照 7.2.1 识别的任何用户培训是可获得的或按计划是可获得的；

e）组织有能力满足规定的要求。

应保留评审结果及评审所引起的措施的记录（见 4.2.5）。

若顾客没有提供形成文件的要求，组织在接受顾客要求前应对顾客要求进行确认。

若产品要求发生更改，组织应确保相关文件得到修改，并确保相关人员知道已更改的要求。

（二）标准条文理解

（1）组织应对所有的顾客订单、标书、合同和要求进行评审。评审的目的是保证组织已正确了解与产品有关的要求，适用的法规要求已经得到满足，对使用者培训的最终目的是使用者能确保产品的安全和有效使用，并确保组织有能力实现这些要求。如果有些要求在组织的日常工作中没有覆盖，特别是任何被认为是不可实现或不可能达到的要求，组织应事先与顾客沟通讨论。

（2）顾客提供订单的形式可能有所不同，可能是书面的、口头的、电话传真或通过电子邮件的方式，沟通中最常见的问题是双方都误解了订单的内容或其他要求。为此，组织应制定与顾客沟通的程序，以识别并解决这类误解，组织与顾客之间良好的沟通是解决误解的有效途径。

（3）针对通过邮件、传真、电子邮件或网络方式接收的订货信息，可保存一份订单细节的记录。如果接收的是电话和计算机联网形式的订单，组织应有相关的文件规定，以记录和确认这类订单。处理这类订单的方法有：

——对电话订单的处理方法是为订单接收者预先设计好表格来记录订单内容，然后再反馈给顾客进行确认；

——直接将信息输入计算机网络进行确认，确认可以是口头的，或通过传真或电子邮件等形式进行，并将信息直接保存到计算机中或打印出来。

（4）组织应对接收的订单进行合同评审，以确保标准 7.2.2 条所列出的要求得到满足。合同评审中要确定是否有任何设计开发的内容，若有设计开发的内容，则应考虑标准 7.3 条的要求。合同评审记录应有参加评审人员的签字和评审日期。对于一个较为复杂合同的评审，应确定记录的主要内容。如果组织对招投标或向潜在顾客提交书面信息，则应采取同样的方法进行评审。组织提出的承诺和顾客要求之间存在的任何分歧应予以解决，并保存记录。

（5）如果合同或标书发生了更改，无论是何种原因引起的，都要重新进行评审并确认。更改后的信息应及时传达至有关职能部门，相关文件也应同样予以修改，并保存更改后的记录。

（三）相关案例及分析

1. 概述

对顾客的要求如何转化成实际的产品/服务，企业能否真正实现这些要求，以达到客户满意，这不是业务部门或研发部门等单一职能部门可以判定的，还需要组织相关的职能部门、团队，从产品实现的各个功能角度去评估。

当顾客的要求有变更时，更不应该只停留在业务层面，而是需要把变更后的信息传达到所有相关职能机构。企业与顾客之间出现的合同纠纷或相关的质量问题大多是变更信息的传达不及时或不传达所导致的。

2. 案例

【例 1】国内某无菌医疗器械制造商按照中国国家标准生产一次性使用输液器，接到了国外客户的订单，并与国外经销商签订了出口合同，且按对方提供的样品生产。合同签订前也对合同进行了评审。该批产品发给国外客户后，接到对方经销商的反馈信息，产品被对方主管当局查处，原因是导管连接用的环己酮含量超标，不符合出口所到国家的标准要求。

【例 2】在审核某电子血压计生产企业销售科时，为了解今年合同的履行情况，审核员问销售经理："今年有没有出现顾客对产品要求发生变更的情况？"销售经理说："这种事情是经常发生的，因为市场变化太大，我们得及时满足顾客的需求。由于我们的客户绝大多数是老客户，大家都很熟悉，如果他们对产品要求有什么变更，可以直接与相关的车间联系更改，这样可以大大节约时间，我们一般就不过问了。"

3. 分析

例1：该公司与国外经销商签订的合同中规定，按对方提供的样品生产，所生产的产品也符合中国国家标准要求（国家标准中没有环己酮含量要求）。但合同评审中可能没有对与产品有关的法规要求进行认真评审，或评审过程中没有关注所到国的法规要求，因而导致了该事件的发生。

例2：该血压计生产企业的老客户遇到产品变更时，为了节省时间，直接联系生产车间进行变更，未按照本标准的要求进行变更信息的传递和审核；当产品要求发生变更时，变更接收部门应记录这种变更，并传递到相应部门对变更进行处理和评审，且需要按照文件控制要求撤回未变更之前的客户要求，发放变更后的客户要求，而不能让顾客直接与生产车间联系进行客户要求变更。

四、顾客沟通

（一） GB/T 42061—2022 标准条款

7.2.3 沟通

组织应就以下方面与顾客的沟通进行策划并将安排形成文件：

a）产品信息；

b）处理问询、合同或订单，包括更改；

c）顾客反馈，包括投诉；

d）忠告性通知。

组织应按照适用的法规要求与监管机构沟通。

（二） 标准条文理解

（1）组织与顾客进行有效沟通是准确和充分理解顾客要求并满足顾客要求、获得顾客反馈信息的重要途径。应对如何进行顾客沟通做出安排，包括与顾客沟通的内容、时机、方法、沟通后应采取的措施，以及沟通的渠道和职责等。

（2）组织与顾客沟通的时机和内容涉及：

①产品信息方面，包括产品广告、目录、宣传册等。组织应确保与产品有关信息的真实性，不能误导顾客，更不能提供没有能力满足的承诺。

②组织在向顾客提供产品的过程中，应认真解答顾客的问询、处理合同或

订单，包括合同或订单的修改，保持与顾客沟通的渠道。

③组织在向顾客交付产品以后，应主动了解顾客是否满意，包括顾客的抱怨或投诉。在本标准"8.2.1 反馈"的条款中有详细要求。

④当已交付的医疗器械未达到预期用途，或可能对病人包括使用者造成伤害或潜在伤害，或违反法律法规要求，组织应根据问题的严重程度决定是否发布忠告性通知，包括实行产品召回并报告当地或国家行政监管机构。忠告性通知或产品召回应包括以下内容：

——医疗器械名称、规格型号；

——医疗器械标识；

——发布忠告性通知或产品召回的理由；

——可能危害的通告及采取的措施。

（3）组织与顾客的沟通方式涉及对最终产品的可追溯性能力，对于有特殊追溯要求的植入性医疗器械或其他由行政监管机构规定的有追溯要求的高风险医疗器械尤其重要。

（4）医疗器械必须符合销售所属国家/地区的法律法规要求，医疗器械的设计和开发、生产、经销、存储等也应符合所在国家/地区及销售国家/地区的法律法规要求。为确保符合监管机构的要求，以获得相应的销售许可，组织应与监管机构至少就以下方面进行沟通，并符合相应的要求：

—— 产品信息、产品的技术要求是否符合监管机构的要求；

—— 适用的法规要求；

—— 符合监管要求的投诉处理，如不良事件报告、警戒系统等；

—— 忠告性通知。

（三）相关案例及分析

1. 概述

顾客沟通是了解顾客要求、提升服务质量的一种必要手段，组织需要保证与客户的充分沟通，并把沟通的内容反馈到组织内部相关部门，或把组织内部相关信息或需要客户了解的信息及时传递给客户，以采取适当的措施。

2. 案例

【例1】销售科的《顾客信息反馈表》中记载："顾客反映本厂生产的 A 试剂质量不好，使用时没有显示反应。"审核员问销售科长："对此问题采取了哪些纠正措施？"销售科长很为难地回答："顾客就是这么反映的，我们每批产品都有留样，可以针对不同批号的产品进行重新检验以便追溯。但是业务员带回来的信息没有说明是哪批产品出现的问题，因此我们也不知道应该如何采取措施。"

【例2】某生化分析仪生产企业与一家经营公司签订的《产品销售补充协议书》中规定"产品的标签必须使用客户的 logo 进行标识出厂"。但企业还是按自己企业的 logo 进行标识生产。审核员问："怎么不按客户的要求标识生产呢？"市场部经理说："由于交货期紧，来不及更换 logo。"审核员又问："此事是否与客户沟通？"市场部经理说："这倒没有。"

3. 分析

例1：销售科针对客户的投诉只是在内部找原因，没有与客户进行进一步沟通和交流，确定客户投诉的真正原因。企业应采取有效的沟通方式，充分理解客户的需求并予以满足，应对如何进行顾客沟通做出安排，包括与顾客沟通的内容、时机、方法等，针对沟通后的结果应明确必要时采取的措施。

例2：企业生产的产品必须满足客户要求，当出现与客户要求不符合的情况时，企业应首先与客户进行沟通，只有获得客户允许，才能进行变更，而不是擅自违反与顾客签订的协议，这样不仅会造成客户不满意，还可能造成企业的经济损失。

五、设计和开发的总则与策划

（一）GB/T 42061—2022 标准条款

7.3 设计和开发

7.3.1 总则

组织应将设计和开发程序形成文件。

7.3.2 设计和开发策划

组织应对产品的设计和开发进行策划和控制。适当时，随着设计和开发的进展，应保持并更新设计和开发策划文件。

在设计和开发策划期间，组织应将以下方面形成文件：

a）设计和开发的各个阶段；

b）每个设计和开发阶段所需的一个或多个评审；

c）适合于每个设计和开发阶段的验证、确认和设计转换活动；

d）设计和开发的职责和权限；

e）确保设计和开发输出对应设计和开发输入的可追溯的方法；

f）所需的资源，包括必要的人员能力。

（二）标准条文理解

（1）要求组织建立设计和开发形成文件的程序。对设计和开发过程的策划、实施和控制做出规定，目的是为确保设计开发的质量打好基础。

（2）为确保设计和开发过程得到适当的控制和产品质量目标得以满足，组织需要对设计和开发进行策划。该项策划必须与组织的质量管理体系策划、产品实现过程的策划、设计和开发的控制保持一致。

（3）设计和开发的策划应确定以下内容：

——设计和开发项目的目标和意义的描述、技术和经济指标的分析（至少是初步的估计）、项目组人员的职责；

——适用于设计和开发控制的质量管理体系文件、程序和形成记录的描述，是否可以识别设计和开发的各阶段，包括各阶段的个人或组织的职责以及评审人员的组成、评审所遵循的程序和各阶段预期的输出结果；

——主要任务和阶段性任务的计划安排应与整个项目保持一致，满足整个项目的规定时限；

——确定产品规范、技术标准的制定、验证、确认和生产活动所需的监视和测量装置；

——确认设计和开发过程的风险管理活动要求；

——对供方的评价和选择要求；

——确定从设计输出到设计输入的追溯方法，并确保可以达到追溯能力的要求；

——识别资源需求，包括设计开发人员所必须具有的能力需求。

（4）设计和开发策划的输出文件涉及下列要素：

——设计和开发项目的目标，描述市场对该产品的需求情况；

——对设计和开发进行控制的质量管理体系文件、程序和形成记录的要求；

——设计和开发的各阶段将要承担的主要任务的识别，完成每一阶段性任务人员或组织的职责、规定时限以及预期的输出结果，包括与供方的接口关系；

——参与每一阶段性任务的设计评审人员的选择、评审组的组成，以及评审人员应遵循的程序；

——对设计和开发产品验证、确认、更改和生产过程所需的活动要求；

——产品监视和测量装置要求；

——风险管理活动要求；

——供方的评价和选择；

——确定追溯的方法；

——确定所需的资源，包括人员的能力。

（5）设计和开发策划可以促使组织管理层通过所做出的预期时间的安排，更好地控制设计和开发过程，同时也为质量管理体系目标提供一个测量基础。

（6）设计和开发阶段的划分：

——新产品的设计过程需要一定的设计周期，设计和开发包括设计和开发的输入、输出、评审、验证、确认、转换和更改等阶段。

——针对每个设计开发阶段规定相应的评审、验证、确认和设计转换活动，与 GB/T 19001—2016 标准相比，本标准提出了在设计和开发策划阶段要对设计转换活动做出适当安排和控制。因为医疗器械产品的设计和开发往往不是一次性能完成的，若最终产品的规范要成为今后成批生产的依据，则需要考虑相关的技术要求在工艺上是否可行？能否实现？原辅材料是否可获得？等等。这些问题必须在设计开发阶段得到验证，以确保设计开发输出的技术规范可以正确地转化为产品的生产规范。

——设计和开发是一个广义的概念，是"将要求转化为产品、过程或体系的规定的特性或规范的一组过程"。根据其转化的内容和性质，可以界定为产品的设计和开发、过程的设计和开发等。医疗器械制造商识别顾客（包括病人、医生、医疗机构等）的需求和期望后，将其转化为工程和技术上的具体要求，并将这些要求转化为医疗器械产品的特性和规范，这个过程就是产品的设计和开发。医疗器械制造商将顾客购置医疗器械的需求和期望转化为经营销售服务的要求，再将这些要求转化为经营销售的服务特性或服务规范，这个过程就是过程的设计开发。

——本条款主要是指产品的设计和开发过程，产品的设计和开发是形成产品固有质量特性的重要过程。对产品质量有影响的特性可归纳为以下 4 个方面：

a）与确定产品需求有关的质量，指对需求和期望的识别；

b）与产品设计有关的质量，指设计和开发；

c）与产品设计符合性有关的质量，指按设计要求加工制造；

d）与产品保障有关的质量，指在使用过程中的技术支持。

（7）在产品设计开发过程中要进行风险分析，评价风险的严重度、发生的概率，并做出是否可接受的决策，采取措施将风险降低到可接受的水平。GB/T 42062—2022 标准为医疗器械的风险管理提供了指南。医疗器械的设计和开发阶段风险管理活动包括如下内容：

——对新设计的医疗器械产品规定预期用途和预期目的；

——对所有影响医疗器械安全性的特征做出定量和定性的判定；

——判定已知和可预见的危险，危险情况发生导致的事件序列；

——评估每一种危险可能产生的一种或多种风险、风险发生的概率、导致伤害的程度；

——对每种风险进行评价，判定能否接受或降低风险；

——采用设计手段把风险降低到可接受的水平；

——用设计方法取得固有安全特性；

——提出在设计过程以后（如生产过程、使用过程）风险管理的任务；

——告知安全信息。

（8）由于设计和开发是一项创新活动，可能有许多不确定的影响因素存在，因此设计和开发计划可以随着项目的进展，加以修改和调整。

（9）一个设计输入转换成具体的要求之后就是一个设计输出，一个设计输出也会成为下一个输出的输入。组织需要确保输出与输入的一致性，并用适当的方法确保设计输出与输入的可追溯性，包括建立适当的资料清单、管理和控制输入要求和输出文档的追溯。

（三）相关案例及分析

1. 概述

企业在决策设计和开发医疗器械新产品时，需要了解产品设计和开发过程所需要的相关资源、活动和所执行的流程步骤，并做出适当的安排与计划，使项目的执行者明确项目的目标要求、职责、相互接口人员和最便捷的对接方式。

根据 PDCA 循环的特性，有要求就必须有计划，有计划就必须有检查。随着设计活动的不断深入，原有的设计开发计划可能不适用于现有的活动，因此设计开发过程需要随着项目的进展不断地进行调整或更新。

2. 案例

【例1】审核员想了解××项目的设计人员职责，设计科长说："设计工作一般由项目负责人在设计计划书中指定责任工程师，并规定有关设计人员的职责。"审核员在检查血液透析机的产品设计计划书时，查阅了项目负责人和有关设计人员清单，没有找到有关设计人员分工的职责规定。

【例2】在审核某激光治疗仪生产企业的设计开发文档时，审核员发现其项目结案时的人员、时间与计划书的内容差异很大，审核员问："这份设计开发计划书是否有过更新？"研发部经理说："没有更新过。"审核员又问："那为什么差异这么大呢？"研发经理回答："因设计开发过程中部分研发工程师离职，因此就重新更换了一批研发人员。"

3. 分析

例1：分工明确、职责清晰是项目管理和推动项目运行的必要条件，也可以为后续的追溯、人员更替提供前期的依据。如果只是笼统地规定项目计划，将不利于项目的运行。所以在设计开发计划书中，不仅要明确团队成员，同时也要明确团队各成员的职责权限。

例2：因在激光治疗仪产品的设计开发过程中有部分研发工程师离职，企业重新更换了一批研发人员，这导致原有的设计开发计划书不适用于现有的设计开发过程。企业应对原有的计划内容进行调整或更新，以符合标准7.3.2条"策划的输出应形成文件，随着设计和开发的进展，应保持并更新设计和开发策划文件"的要求。

六、设计和开发的输入

（一）GB/T 42061—2022 标准条款

7.3.3　设计和开发输入

应确定与产品要求有关的输入，并保留记录（见4.2.5）。这些输入应包括：

a）根据预期用途所确定的功能、性能、可用性和安全要求；

b）适用的法规要求和标准；

c）适用的风险管理的一个或多个输出；

d）适当时，来源于以前类似设计的信息；

e）产品和过程的设计和开发所必需的其他要求；

应对这些输入进行评审，以确保输入是充分和适宜的，并经批准。

这些要求应完整、清楚、能够被验证或确认，并且不能互相矛盾。

注：更多信息见 IEC 62366 – 1。

（二）标准条文理解

（1）设计和开发输入主要体现为产品的要求和/或与产品预期用途、结构、组成、包含的要素以及其他设计特征等有关产品规范的描述。设计和开发的输入应明确达到的必要程度，使设计活动有效开展，并为设计评审、设计验证和设计确认提供统一的基础。

（2）设计和开发输入应最大限度地描述所有的要求。顾客和组织之间所达成的共识应包括满足顾客、法律法规和标准的要求。应确定设计准则，识别所要求的设计和过程，包括验证设计开发的可行性和充分性的型式试验。设计输入记录应包括设计开发活动过程中通过反馈识别出的任何不完整、不清晰、不能被验证或确认和相互矛盾的问题的解决方案。

（3）设计和开发输入应确定与产品有关的要求，并保持记录这些输入。经评审确认、批准的设计和开发输入的记录包括如下内容：

——器械的预期用途；

——器械的使用说明；

——性能和功效的声明；

——性能要求（包括正常的使用、贮存、搬运和维护）；

——使用者和患者的要求；

——物理特性；

——人机工程因素；

——安全性和可靠性、可用性；

——毒性和生物相容性；

——电磁兼容性；

——极限和公差；

——监视和测量仪器；

——风险分析和建议采取的风险管理措施或降低风险的方法；

——医疗器械的记录、以往产品的反馈和故障；

——其他历史资料、以前类似设计的信息；

——与附属或辅助器械的兼容性；

——与预期使用环境的相容性；

——包装和标记（包括防止可预见的错误使用的考虑事项）；

——潜在市场；

——法律法规要求；

——强制性标准和非强制性标准；

——推荐使用的制造方法和材料；

——灭菌要求（若适用）；

——软件产品需求规格说明；

——国内外类似医疗器械的对比；

——产品的寿命期；

——需要的服务。

（4）设计和开发输入活动可能涉及产品的包装要求。要考虑包装材料、包装过程条件和在生产、仓储和搬运过程中采用的存储和搬运条件。适用时，应考虑下列因素：

——与器械和包装过程的相容性；

——与灭菌过程的相容性；

——运输的危害实验、货运试验；

——无菌医疗器械包装材料的抗微生物特性；

——无菌屏障系统的完整性，以防止破损并按要求保持无菌或清洁。

注：与最终灭菌的医疗器械包装相关的更多信息可在 ISO 11607 标准中获得。

（5）设计和开发输入活动涉及标签和语言要求的内容可在相关法规要求、通用标准和医疗器械产品标准中查阅。如果产品未来将要提供给使用不同语言的国家或地区，并且标签上使用的语言已有规定，则这些标签语言的要求应满足产品上市国家或地区的法规要求。建议标签的翻译由在该语言方面有专长并具有医疗器械专业技术知识的人员来审定。

（6）组织应对设计和开发输入的充分性与适宜性进行评审。输入应完整、清楚，不能自相矛盾。在设计和开发评审完成后，必要时进行更新和再发布，并保持所有设计开发过程中对设计开发更改的记录。

（7）在设计和开发输入阶段应考虑最终产品的可生产性、部件或材料的可获得性、生产设备的配备、操作人员的培训、使用者的可用性等，以保证设计转换过程能顺利有效地进行。

（三）相关案例及分析

1. 概述

产品设计开发应根据产品的输入要求进行，设计输入由企业根据法律法规要求和顾客要求对产品特性进行细化分解得出。

设计输入是一个动态过程，是贯穿于设计开发全过程的系统活动，某些过程的输出可能是另一些过程的输入，需要对这些活动进行识别，防止出现遗漏或自相矛盾的地方。

2. 案例

【例1】审核员在某公司设计开发部查看文件号为 HW－422 的多参数心电监护仪设计开发任务书时，发现其设计开发输入包含产品的性能要求、功能要求、外观要求及成本控制要求。当询问设计负责人如何确保多参数心电监护仪产品的安全性时，该负责人回答说未予以考虑。

【例2】在某一次性静脉输液针生产企业设计科，审核员看到在设计输液针管时，其材料选取不锈钢制造，是某本高等学校教科书上推荐的方法。审核员查看设计输入文件清单，发现对该材料生物相容性的要求未列为设计输入的依据。

3. 分析

例1：设计和开发输入是设计开发的重要基础，应重视和评审设计开发输入的充分性和适宜性，应包括 GB/T 42061—2022 标准 7.3.3 条的"a）根据预期用途，规定的功能、性能、可用性和安全要求；b）适用的法规要求和标准"。多参数心电监护仪的电气安全性是一项重要指标，设计开发过程中必须根据产品的预期用途和法律法规要求确定安全性参数，并采取措施以保证满足规定要求。

例2：一次性静脉输液针与人体是穿刺接触，设计开发输入应关注产品的安全性。因输液针管的主要材料是不锈钢，所以应关注材料的生物相容性要求，必要时按照 ISO 10993 标准对不锈钢材料进行生物相容性的评价。

七、设计和开发的输出

（一）GB/T 42061—2022 标准条款

7.3.4 设计和开发输出

设计和开发输出应：

a）满足设计和开发输入的要求；

b）给出采购、生产和服务提供的适当信息；

c）包含或引用产品接收准则；

d）规定产品特性，该特性对于产品的安全和正确使用是必需的。

设计和开发输出的方式应适合于对照设计和开发输入进行验证，设计和开发输出应在发布前得到批准。

应保留设计和开发输出的记录（见4.2.5）。

（二）标准条文理解

（1）设计和开发输出是设计开发的结果，必须符合输入的要求，并为采购、生产、安装、检验和试验、服务等过程提供相关的信息和依据。

（2）设计和开发输出应包括：

——原材料、组件和部件的技术要求；

——图纸和零部件的清单；

——顾客培训资料；

——过程和资源的详细说明；

——最终产品规范；

——产品和过程的软件；

——独立软件程序编码；

——质量保证程序、产品标准或接收准则；

——制造和检验程序；

——器械所需的制造环境要求；

——包装和标签规范；

——标识和可追溯性要求；

——安装、服务程序和资源；

——提交给医疗器械上市地区管理部门的文件（适当时）；

——用以证明每一项设计按照批准的设计开发计划进行制定和验证的记录/文档。

（3）医疗器械的设计和开发输出必须形成文件，不同产品的设计和开发输出的方式可以因产品的特点而不同，但应具有可验证性，且能够与设计和开发输入进行对比，以证实设计和开发输出满足设计和开发输入的要求。

（4）设计和开发输出应包含或引用产品接收准则。这些准则不仅是针对最终产品，还包括与采购、生产、安装、服务提供过程相关的要求。对后续产品实现过程的指导性文件、图纸、规范等在发放前应由授权部门的责任人批准，以确保满足设计和开发输入的要求。

（5）设计和开发输出的记录作为设计和开发输出文件的一部分，应能够验证设计和开发输入的要求，组织要保持一份记录或文档以证实设计和开发的过程是按照批准的设计和开发计划进行的。

（三）相关案例及分析

1. 概述

设计和开发输出是设计活动完成后的产物，也是设计和开发过程活动增值的体现，更是产品设计能力的证明和转换生产能力的前提。设计和开发输出是贯穿于设计和开发活动的动态过程，并与设计和开发输入相互对应，针对某一具体项目的设计，企业需要对设计和开发输出的要求进行鉴别，以验证的方式与设计和开发输入的要求进行对比，并在放行前得到最终的批准。

2. 案例

【例1】在某公司激光治疗仪的设计办公室，审核员看到五张白图，是用铅笔画的草图。审核员问设计人员："这些草图是做什么用的？"设计人员回答："这些图是我们对一条生产线进行技术改造而设计的。"审核员又问："为什么没有制图、审核、批准等负责人的签名？"设计人员回答："这是用来对一条生产线进行技术改造用的，因为不是新产品的设计，我们没有规定必须签名。以前我们一直都是这样做的，一般不用出正规的图纸。"

【例2】在某企业的质量检验科审核时，审核员发现检验员一边检验产品，一边向另外一人请教。检验科长介绍说："此人是负责该新产品设计的高级工程师老张，今天是该新产品第一次批量生产，成品检验规程还没来得及编写完成，所以特意请老张到现场来指导，从已经检验的几个产品质量来看，老张很满意。"

【例3】审核员查看一次性采样拭子说明书（修订日期：2022.04.15）时，发现 A－Y 型、A－B 型产品均缺少《第一类医疗器械备案信息表》（××械备202100××）型号规格中"9cm"规格的描述。

3. 分析

例1：生产线的技术改造与产品质量密切相关，企业应按照标准要求对其设计过程进行控制。本案例不符合标准7.3.4条"设计和开发输出的方式应适合于对照设计和开发输入进行验证，设计和开发输出应在发布前得到批准"的规定。

例2：产品检验规程属于设计和开发输出文件，应在设计和开发输出阶段完成。本案例不符合标准7.3.4c）条"包含或引用产品接收准则"的规定。

例3：产品说明书是设计和开发输出的文件之一，应与上报监管机构的产品信息和产品备案凭证上的规格型号保持一致。

八、设计和开发的评审

（一）GB/T 42061—2022 标准条款

7.3.5 设计和开发评审

应依据所策划并形成文件的安排，在适宜的阶段对设计和开发进行系统评审，以：

a）评价设计和开发的结果满足要求的能力；

b）识别并提议必要的措施。

评审的参加者应包括与所评审的设计和开发阶段有关的职能的代表以及其他专业人员。

应保留评审结果和任何必要措施的记录，包括所评审的设计、涉及的参加者和评审日期（见4.2.5）。

（二）标准条文理解

（1）设计和开发评审是指为了确保设计和开发结果的适宜性、充分性、有效性达到规定目标所进行的系统的活动。设计和开发评审的目的包括：

——评价设计开发结果是否满足顾客要求、法律法规要求和组织的附加要求；

——发现各阶段的问题，提出解决问题的措施。

（2）组织应按设计开发策划的安排在适当阶段对设计开发进行评审，评审阶段的划分、评审的内容因产品和组织所承担的设计开发的责任而不同。评审的方式可采用会议评审、专家评审、逐级审查、同行评审等。评审结果及采取的任何必要措施的记录应予以保存，并应包括对设计内容的评审，记录参与评审的人员以及评审的日期。

（3）设计和开发各阶段的评审应考虑如下内容：

——设计是否满足所有规定的产品要求；

——输入是否足以为完成设计和开发任务提供保证；

——产品设计和过程能力是否适宜；

——是否考虑了安全因素；

——产品对环境的潜在影响是什么；

——设计是否满足功能和操作要求（性能和可靠性目标）；

——是否选择了适宜的材料和/或设施；

——材料、部件和/或服务要素是否具有充分适宜的兼容性；

——设计是否满足所有预期的环境和区域条件；

——部件和服务要素是否规范，是否具有可靠性、可获得性和可维护性；

——设计实施计划在技术上是否可行（如采购、生产、安装、检验和试验）；

——如果在设计计算、建立模型或分析中使用计算机软件，那么在配置文档控制中软件是否得到适宜的确认、批准、验证和在技术控制的状态下放置；

——这类软件的输入和输出是否得到适宜的验证和形成文件；

——对设计开发程序的设想是否有效；

——是否进行覆盖安全要素的风险分析，包括对产品使用中潜在的危害评价和故障模式；

——标记是否充分适宜；

——设计是否合理，并能完成预期的医疗用途；

——包装是否充分适宜，特别是对无菌医疗器械；

——灭菌过程是否充分适宜；

——器械和灭菌方法是否相协调；

——在设计开发过程中，更改及其效果控制如何；

——问题是否得到识别并纠正；

——产品是否满足验证和确认目标；

——按照策划的安排，设计和开发过程进展情况如何；

——设计和开发过程是否具有改进的空间。

（4）GB/T 42061—2022 标准中提到的"其他专业人员"，是指除了那些代表组织职能机构直接负责设计和开发评审的人员外，还包括那些能够了解所评审的设计和开发信息的有关人员。一些国家和地区的监管机构可能要求未直接参与设计和开发的人员来进行阶段评审，通常包括医疗器械产品方面的专家和医疗机构的临床专家等。这些人员也可称为"其他专业人员"。

（三）相关案例及分析

1. 概述

在设计和开发的各个适宜阶段，要求设计和开发团队对设计和开发活动的实施结果如何、进度怎样、是否满足产品及计划的要求、是否需要调整与更新等进行评估与决议的过程就是设计和开发评审活动。进行设计和开发评审有利于及早发现设计和开发过程中存在的问题并协调处理，以保证设计和开发活动能够顺利进行。

2. 案例

【例1】在某企业的设计室，审核员想了解设计室的工作流程。设计室主任说："我们一般是由销售部业务员带回顾客的需求意见，意见可以是文字描述，也可以是勾画的草图。然后我们根据这些意见画出效果图，经设计评审后再由业务员反馈给顾客，如果顾客满意则由业务员与顾客洽商订单。合同签订后，我们再根据合同和效果图的要求设计模型，之后交由生产车间制作模具。"审核员想了解设计评审是如何进行的,设计室主任拿来了9月的4张设计效果图和相应的设计评审记录。审核员看到参加评审的人员只有设计室主任、设计员张××和李××。审核员问:"为什么没有销售部的业务员参加评审?"设计室主任说:"我们过去一直是这么做的,一般业务员看一下效果图就行了。"审核员又问:"有没有业务员对效果图不满意的情况?"设计室主任说:"这种情况也发生过,不过我们很快就把图纸改过来了。"

【例2】审核员在审核某骨科产品生产企业的研发过程时,发现产品的研发计划书中要求在设计输入阶段进行设计输入评审,但是企业没有提供相关设计输入的评审记录。

3. 分析

例1:既然项目的技术要求是由业务员从顾客处获得,那么业务员应该是比较熟悉顾客要求的,在企业设计开发过程中,可以代替顾客参与设计和开发评审或与顾客沟通并提出建议,以便最终设计出来的产品能够符合顾客要求,并要保存所有评审记录,以作为过程的记录。

例2:设计和开发评审是针对设计和开发阶段的成果进行评价,骨科产品的研发计划书是设计和开发策划输出的文件,在整个设计和开发过程中应依据研发计划书的安排进行设计和开发评审,并保留相关的评审记录。

九、设计和开发的验证

(一) GB/T 42061—2022 标准条款

7.3.6 设计和开发验证

为确保设计和开发输出满足设计和开发输入的要求,应依据所策划并形成文件的安排对设计和开发进行验证。

组织应将验证计划形成文件,验证计划包括方法、接收准则,适当时包括包含样本量原理的统计技术。

如果预期用途要求医疗器械连接至或通过接口连接至其他的一个或多个医疗器械,验证应包括证明当这样连接或通过接口连接时设计输出满足设计输入的要求。

应保留验证结果和结论及必要措施的记录(见4.2.4和4.2.5)。

(二) 标准条文理解

(1) 设计和开发验证的目的是确保设计和开发输出满足设计和开发输入的

规定要求。适当时，验证活动可包括：

　　——试验（如样机试验、实验室分析、软件产品测试）；

　　——变换方法计算；

　　——与已经证实的设计的比较；

　　——检验；

　　——文件评审（如规范、图纸、计划和报告）。

（2）验证是"通过提供客观证据，对规定要求已得到满足的认定"。设计和开发的验证方法可理解为：

　　——变换方法进行计算，是指用不同的计算方法都能达到同一结果。若采用可供选择的计算方法或经证实的设计进行比较的方法，则应评审所采用方法的适宜性。这种评审应当分别确认两种方法对于正在进行的设计验证是否具有真正的科学性和有效性。

　　——将新的设计结果与已证实的类似设计进行比较，是指以同类产品或类似的产品设计作为参考，从中选择具有参考意义的内容。

　　——医疗器械设计验证常用的方法是进行样机试制。是指按设计和开发输出的规范去采购、加工、装配、调试、检验或试验以确认最终的性能是否达到设计和开发输入的要求。

　　——文件发放前的评审，是指由有资格、有经验的专业人员对设计输出文件进行充分的评审，这也是一种有效的验证方法。

（3）如果试验和演示在设计和开发验证的任何一个阶段进行，产品的安全性能应当在产品实际使用最广的范围内且具有代表性的环境条件下进行验证，所有验证的结果和结论以及所引发的任何必要的措施记录都应予以保存。

（4）设计和开发验证程序计划应确保软件、硬件的所有相关要素都能得到执行和评价，同时也包括与医疗器械相连接的部分。验证计划应在执行验证之前完成。计划内容应包括：

　　——验证的方法；

　　——接收准则；

　　——适当时，基于样本量的统计技术与原理；

　　——当与其他医疗器械连接时，还应包括连接的验证方法、接收准则等。

（5）为了证明设计和开发输出能够满足各自的输入要求，验证计划可以包括一个将输出与输入直接联系的可追溯矩阵，这个矩阵经常用于确保解决所有的输入。验证计划也可以满足生产和可追溯的要求。

（三）相关案例及分析

1. 概述

设计和开发需要什么样的输出，哪些输出是正确的，哪些输出是不适当的，这些问题需要在适宜的阶段通过适宜的方式进行验证，如变换方法计算、检验与试验、与同类产品比较、检查和评审等。在执行验证活动时，要确保验证覆盖了所有设计和开发的输入与输出，不应发生遗漏或验证错误的现象。

2. 案例

【例1】某电解质生产企业的仓库搬运工正在搬运装有产品的包装箱，审核员看到每个箱子的上表面总有一点凸起，结果导致箱子堆积在一起很不稳定。审核员问搬运工：“为什么箱子堆放不稳？”搬运工说：“箱子里面防震用的泡沫塑料与包装箱尺寸不匹配，总要高出一些。”审核员又问：“这些包装箱是外购的，还是厂里专门设计定做的？”搬运工说：“这些箱子是我们厂里自己设计定做的。”在设计科，审核员查看包装箱的设计资料时发现，规定的箱子的高度尺寸下限正好与泡沫塑料设计的高度尺寸上限相同。在检验科查看这批箱子的进货检验记录时发现，箱子的高度尺寸与规定的下限相同，而泡沫塑料的尺寸与规定的上限相同。根据图纸检验，两种采购产品均属合格品。

【例2】在某体外诊断试剂工厂包装车间，许多工人正在往包装箱内放置装满液体的试剂瓶小包装盒，有些盒子正着放，而有些盒子只能平着放。审核员问：“为什么不能都正着放？”包装工说：“箱子就这么大，如果都正着放，就没法放这么多了。”审核员看到在包装箱的外面标识着“不能倒置”的符号，于是问研发部经理：“这样的放置方法合适吗？是否有经过验证？”研发经理说：“没有，只是觉得这样方便，可以放得多一些，所以就这样放置了。”

3. 分析

例1：这是属于包装箱设计的问题，不符合标准7.3.6条“设计和开发验证”的规定。若研发部对包装箱进行了设计验证，就可以发现包装箱的设计尺寸与内装物的尺寸不匹配的问题。

例2：某体外诊断试剂厂在包装箱设计过程中应考虑设计输出要满足设计输入和对内装物的防护要求，应设计适当的包装箱尺寸，确保试剂瓶的小包装盒都能正确放置，这样才能符合“不能倒置”的防护要求，此案例不符合标准7.3.6条“为确保设计和开发输出满足输入的要求，应依据所策划并形成文件的安排对设计和开发进行验证”的要求。

十、设计和开发的确认

（一）GB/T 42061—2022 标准条款

7.3.7 设计和开发确认

为确保形成的产品能够满足规定的应用要求或预期用途，应依据策划并形成文件的安排对设计和开发进行确认。

组织应将确认计划形成文件，确认计划包括方法、接收准则，适当时包括包含样本量原理的统计技术。

设计确认应选择有代表性产品进行。有代表性产品包括初始生产的单元、批次或其等同品。应记录用于确认的产品选择的理由说明（见4.2.5）。

作为设计和开发确认的一部分，组织应按照适用的法规要求进行医疗器械临床评价或性能评价。用于临床评价或性能评价的医疗器械不视为放行给顾客使用。

如果预期用途要求医疗器械连接或通过接口连接至其他的一个或多个医疗器械，确认应包括证明当这样连接或通过接口连接时已满足规定的应用要求或预期用途。

确认应在向顾客放行产品使用前完成。

应保留确认结果和结论及必要措施的记录（见4.2.4和4.2.5）。

（二）标准条文理解

（1）设计和开发确认是"通过提供客观证据对特定的预期用途或应用要求已得到满足的认定"，旨在确保医疗器械满足使用的要求和预期用途。设计和开发确认涉及预期使用者的能力和知识、操作指导书、与其他规定的相容性、产品使用的环境和产品使用的任何禁忌事项。

（2）作为设计和开发确认的一部分，一些国家或地区的法规要求进行临床评价。临床评价可包括下列内容：

——与所设计和开发的医疗器械相关的科学文献的分析；

——能证明类似设计和/或材料在临床上是安全的历史证据；

——临床调查（或试验）。

（3）医疗器械的临床评价可包括临床试验和相关临床科学文献资料汇编，不论采取哪种形式都应提供和证实类似设计和/或材料在临床上是安全可靠的证据，以确保医疗器械产品的安全有效。

（4）国家或地区的法规可能针对某一具体的医疗器械产品，在临床试验中提出相关要求，如对医院条件、医师资格、检查部位、临床试验病例数、持续使用时间等做出规定。

（5）在实际使用状态下对医疗器械新产品进行确认的方法可以是：

——对验证合格的医疗器械产品，在实际使用状态下进行临床试验是最有效的确认方法。如一台麻醉呼吸机产品按规定的要求安装在手术室，由麻醉医师和手术医师按照产品的预期用途，对病人进行术前的麻醉处理。

——通过技术手段模拟使用情况进行确认。选择模拟使用确认应能提供足够的证据，以证实进行确认的产品在规定条件下满足预期用途和使用要求。

（6）用于体外诊断的医疗器械，其性能评价可包括从事体外研究的要求，以确保医疗器械按照实验室的医疗分析所预期的情况运行，或按照组织设定的其他适宜的环境运行。

（7）设计确认的两个基本条件包括样品和条件。条件必须是实际或模拟的使用条件。样品必须具有代表性，能代表所生产的产品，满足预期用途和使用要求，包括：

——最初生产单元、批次件；

——在规定的生产条件下生产的等同品。

（8）需要进行设计确认以证实产品符合以下要求：

——在正常使用条件下，产品可以达到的预期性能；

——与预期受益相比较，产品的风险应可接受；

——产品的临床性能和安全性均有适当的证据支持。

（9）确认过程的结果应反馈至设计开发的各个阶段，因为这些信息可能导致设计开发变更或改进。应关注与其他器械连接使用过程的确认。

（10）医疗器械制造商和/或相关临床机构应保存所有的确认结果和结论，以及所采取的任何必要措施的记录，证明设计和开发确认是按照策划的安排进行的，并证明产品可以满足特定的或已知的产品预期使用要求。

（三）相关案例及分析

1. 概述

通常情况下，设计和开发进入确认阶段，其设计活动已基本接近尾声。企业在这个阶段若需要了解前期开发出来的产品是否满足其安全性及预期用途要求，应进行客观的检验或试验。但是在实际运行过程中，由于医疗器械非一般的民用产品，因此企业更需要区分设计验证与设计确认的差异，通常采用临床评价或临床试验的方式，以确保设计的新产品能满足预期使用的要求。

2. 案例

【例1】在检查一家多功能心电监护仪的外资生产企业时，审核员发现产品销售市场为中国，但是在查阅研发文档时，没有发现临床评价或临床试验的记录。审核员问："这个产品不在国家药监部门发布的豁免临床清单中，公司怎么没做临床评价或临床试验？"研发部门负责人说："这个产品我们以前在国外已经销售很多年了。"

【例2】审核员在麻醉穿刺针生产企业查看某一新产品的研发资料时，发现生产任务还没有完成，但同时在销售记录中发现此产品已经出厂交付了。审核员问："这个产品的研发过程进行到哪一步了？是否取得产品注册证？怎么已经生产供货销售了？"研发部经理说："这个产品已经通过设计开发验证合格，但是还在临床试验中，因为客户催得很紧，让我们先供货，而且我们考虑到此类产品是非常成熟的产品，所以就先供货销售了。"

3. 分析

例1：多功能心电监护仪产品不在国家药监部门的豁免清单中，企业必须严格按法规要求进行临床评价或临床试验。每个国家的立法都有其立法的基础和依据，既然产品不在国家豁免临床试验清单中，那肯定有其所必须考虑的安全因素，如人种差异、标准差异等。

例2：企业必须清楚认识到销售给客户的医疗器械必须是合规、安全、有效的，否则，可能给消费者带来非常严重的危害。企业不能用交货期来掩盖流程、用所谓的成熟产品来掩盖新产品的风险，进而忽略产品的风险和法规的要求。一旦危害形成，将会给使用者等相关方造成损失，所以企业必须具有强烈的风险意识和法律意识。

十一、设计和开发的转换

（一）GB/T 42061—2022 标准条款

7.3.8　设计和开发转换

组织应将设计和开发输出向制造转换的程序形成文件。这些程序应确保设计和开发输出在成为最终生产规范前经验证适合于制造并确保生产能力能满足产品要求。

应记录转换的结果和结论（见4.2.5）。

（二）标准条文理解

（1）设计和开发转换是在正式生产前，将产品的设计和开发输出全部正确地转换为生产规范，以确保生产出来的产品与设计开发的产品保持一致。

（2）设计和开发转换可能不是全部或一次完成的，有时需要通过多次转换，以形成最终的医疗器械文档。

（3）设计和开发转换应确保正在转换的设计内容：

——符合输入要求；

——适用时，包括确认条件；

——包含经确认的设计参数；

——完整且获得批准使用；

——包括完整的设计和开发输出的信息；

——包括对生产、包装、使用人员等的培训。

（4）所有的设计和开发转换过程应保存完整的记录，包括但不限于：设计转换计划、设计转换方案、试生产过程记录、设计转换报告、设计转换评审记录、设计转换结论等。

（三）相关案例及分析

1. 概述

设计和开发转换是设计与制造的桥梁，是为了实现材料的可获得项、工艺的可行性、产品的可制造性，是设计工程师与生产工程师进行项目沟通中一种非常有效的手段。设计工程师完成的设计输出部分，可以通过设计和开发转换流程正确地转换为生产作业指导书、产品检验标准、原材料检验标准、测试标准、包装和标签的要求等。

在设计和开发转换过程中，不仅要确认文件是否符合要求；还需要确认相应的生产设备、检验设备以及其他基础设施是否符合要求；同时，相关人员经过培训之后上岗，是否满足产品实现过程中的各项要求。

2. 案例

【例1】在电子体温计生产车间，审核员发现该企业的设计开发文档中，要求在产品生产过程中使用恒温水槽进行产品的过程检测。但是生产车间实际使用的只是普通水槽，没有恒温功能。审核员问："现场使用的水槽怎么跟设计输出文档规定的水槽不一致呢？"企业负责人回答："因为都用恒温水槽，由设计转化为生产的成本太高，就改用了普通水槽。"审核员问："那是否有证据说明普通水槽可以满足设计输出的要求呢？"企业负责人说："没有。"

【例2】审核员在 IVD 生产企业审核设计开发转换时，看到 A 试剂盒的设计开发转换记录及报告显示：在生产验证时膜的烘干温度、湿度与设计开发输出保持一致，但烘干时间为 16 小时，与设计开发输出要求的烘干时间≥18 小时不相符。审核员随后询问研发部负责人是否进行过设计开发变更处理，负责人回答说："我们以前也做过 16 小时的实验，对结果影响不大，为了便于生产安排，就选择了烘干 16 小时。"

3. 分析

例 1：设计和开发转换的目的就是要正确地把设计输出的内容转换为生产规范，如果在设计转换过程中出现无法满足的情况，则需要重新进行评审。必要时，应进行设计更改、设计验证、设计确认或再确认等。

例 2：设计和开发转换过程应按照设计开发输出的生产工艺进行加工制造，不得随意更改工艺参数。A 试剂盒设计开发输出膜的烘干时间≥18 小时，但在设计转换验证时为了便于生产安排将烘干时间更改为 16 小时，这明显不符合要求。如果需要更改该参数，则需要按设计开发变更流程进行变更处理。

十二、设计和开发的更改控制

（一）GB/T 42061—2022 标准条款

7.3.9 设计和开发更改的控制

组织应将控制设计和开发更改的程序形成文件。组织应确定更改对于医疗器械功能、性能、可用性、安全、适用的法规要求及其预期用途的重要程度。

应识别设计和开发的更改。更改在实施前应经：

a）评审；

b）验证；

c）适当时，确认；

d）批准。

设计和开发更改的评审应包括评价更改对在制的或已交付的组成部件和产品的影响，以及对风险管理的输入或输出和产品实现过程的影响。

应保留更改及其评审和任何必要的措施的记录（见 4.2.5）。

（二）标准条文理解

（1）由于各种原因都可能导致产品的设计被更改或修改，因此设计和开发更改的范围包括已经完成确认的设计开发产品及设计开发过程中的阶段输出。

（2）设计更改可以在设计开发阶段中或以后进行，如：

——按照设计和开发评审、验证和确认进行的更改；

——事后识别出的、在设计阶段产生的错误（如计算方法、材料选择）；

——在设计和开发后发现的制造、安装和/或服务中的困难；

——工程学上所要求的更改；

——风险管理活动所要求的更改；

——顾客或供方要求的更改；

——纠正或预防措施（见8.5）所要求的更改；

——安全性、法规要求或其他要求所需的更改；

——对产品功能或性能的改进。

（3）改进产品的一个特性可能会对另一个特性或其他方面产生不可预见的不利影响，为避免这种情况的发生，应考虑如下内容：

——是否仍然符合产品要求？

——是否仍然符合产品规范？

——预期用途是否受到影响？

——现有的风险评价是否会受到不利影响？

——更改是否会影响产品或系统的其他部件？

——是否需要进行进一步的接口设计（与其他产品或系统的物理接触）？

——更改是否会引起制造、安装或使用的问题？

——设计过程是否仍可验证？

——更改是否会影响产品符合法规的状况？

——输入是否会受到影响？产品实现过程的输出是否会受到影响？

（4）应对设计和开发更改进行评审、验证和确认，并在实施前得到批准。对于不同重要程度和复杂程度的更改，要结合产品的实际情况，决定应开展哪些活动，采取哪些措施。对于一些简单的更改，可能不再需要进行验证和确认，但应经过授权人的批准，并保持更改评审结果及采取任何必要措施的记录。

（5）设计更改可作为风险管理的输入，评价是否引入了新的风险；如果设计更改是因风险管理不可接受而采取的风险控制措施，则设计更改宜作为风险降低的措施，应记录在产品风险管理文档中。

（三）相关案例及分析

1. 概述

在医疗器械的整个生命周期中，可能会在设计策划、生产制造、最终产品销售等相关过程中出现一些新理念、新要求、新法规、新标准等，这就需要企业对设计和开发更改过程进行控制，以确保更改后的产品同样能满足相应的要求。在实际运行过程中，企业往往依据以往的经验或理论性的推测进行设计和开发更改，没有采取适当的方法进行评审、验证、确认，或更改没有得到批准，也没有保留相应的更改记录，导致无法对后续的过程进行跟踪追溯和分析评价。

2. 案例

【例 1】某蒸汽灭菌器制造企业设计开发部在更改压力容器的过程规范时，将焊接后热处理时间曲线中的恒温段由 90 分钟改为 60 分钟，这种更改对金属试片的试验性无显著影响。主管技术的副总经理认为："这种更改对最终产品质量并无影响，我们公司有权做这种局部工艺改进。"

【例 2】在电子血压计生产车间，审核员发现一台正在加工的顾客定制的电子血压计组装产品与设计图样不符，车间主任解释说："这是顾客要求更改的，车间工程师已在原图纸的基础上为阀门更改位置补了一张草图，两张图纸合在一起用就不会有问题了。"

3. 分析

例 1、例 2 中产品的设计和开发更改应该是一项很严谨的工作，因为其涉及产品最终的安全性和有效性。企业不能仅仅通过感觉来简单地判别一个重要参数的修改，也不能粗糙地补充一点所谓的输出资料就证明完成了相应的设计变更。产品的设计更改应严格按照相关的控制程序进行，必要时，需要经过评审、验证和确认，以确保更改后的产品满足设计输入的要求及最终使用的要求。

十三、设计和开发的文档

（一）GB/T 42061—2022 标准条款

7.3.10　设计和开发文档

组织应为每个医疗器械类型或医疗器械族保留设计和开发文档。该文档应包括或引用证实符合设计和开发要求所形成的记录，以及设计和开发更改的记录。

（二）标准条文理解

（1）组织应保存每一类型或每个医疗器械族的设计和开发文档。

（2）医疗器械族是指同一个组织内预期用途、功能、性能等相同的医疗器械，可能在外观、尺寸等细节上存在差异。

（3）证明设计是根据批准的设计和开发计划以及规定进行的记录，包括：

——设计和开发策划的记录，包括设计和开发计划；

——设计评审的记录；

——设计测试、检验等验证和确认的记录；

——设计计划和输入的要求、输入的规格；

——设计输出的图纸、规格书、检验标准等；

——设计转换和设计变更的评审、验证以及确认的记录等。

（4）设计和开发文档包括但不限于：

——设计和开发过程产生的关于器械、附件、零件、标识、包装和生产工艺的设计文件；

——有关医疗器械安全及其规范符合性的工程、实验室、模拟实验、动物实验等结果；

——医疗器械或与实质相似医疗器械适用的文献的评估；

——有关测试设计、完整测试或研究方案、数据分析方法的详细信息，以及关于数据总结、测试结果和结论：

a）生物相容性（识别与患者或使用者直接或间接接触的所有材料）；

b）物理、化学和微生物特性；

c）电气安全和电磁兼容性；

d）稳定性/货架寿命。

——软件设计开发过程及软件确认的证实，包括在软件发布前实施的内部及模拟或实际用户环境条件进行的所有验证、确认和测试的结果。

——应用良好实验室规范准则的证实和其在化学物质测试应用的验证；

——临床评估报告；

——上市后临床跟踪计划和上市后临床跟踪评估报告；

——法律法规要求和上市提交的注册文档。

（三）相关案例及分析

1. 概述

组织应依据医疗器械的类别、型号进行医疗器械文档的控制，保存医疗器械设计开发文档，确保医疗器械设计开发过程的可追溯性。同时也可以为改进或解决相关问题提供线索与方向，特别是可以避免组织重复以前已进行过且证明是无效的工作。

2. 案例

【例1】 在审核一家高电位治疗仪生产企业的设计开发记录时，审核员要求企业提供××型号高电位治疗仪的设计开发文档，企业研发负责人提供了一份 YY 型号的设计开发文档。审核员："为什么不提供××型号的呢?"研发负责人："我们××产品与 YY 产品是同一系列的。"审核员仔细查看了设计开发文档，发现××产品与 YY 产品的预期用途不一致，YY 产品增加了睡眠缓解功能。

【例2】 审核员在审核某公司 A 产品的设计开发文档时发现，A 产品的设计开发输入质量指标中精密度要求为测试结果的变异系数（CV）≤15%，设计开发输出的质量标准中精密度要求为测试结果的变异系数（CV）≤20%。但未提供相关的设计开发变更记录。

3. 分析

例1：组织应按照医疗器械族和医疗器械类别进行设计开发文档管理，确保这些产品的设计开发具有一定的延续性；具有相同的预期用途及相同的功能、性能参数等，以避免企业针对同类的设计开发产品重复进行不必要的工作。但是不同预期用途、不同功能的产品，由于其设计原理可能不一样，为此不能视为同一设计。另外，即使是同一类别、同一族别的产品也需要有文件要求，并对其逻辑关系进行识别。

例2：在设计开发过程中，如果出现实验结果与设计开发输入不一致的情况，而又要采用实验结果作为设计开发输出的一部分，则需要进行设计开发变更，保留相应的变更、验证及评审记录，方可作为设计开发的输出。同时，设计开发变更的相关记录也应在设计开发文档中予以体现。

十四、采购

（一）GB/T 42061—2022 标准条款

7.4 采购

7.4.1 采购过程

组织应将确保采购的产品符合规定的采购信息的程序形成文件（见4.2.4）。

组织应建立评价和选择供方的准则。准则应：

a）基于供方提供满足组织要求的产品的能力；

b）基于供方的绩效；

c）基于采购产品对医疗器械质量的影响；

d）与医疗器械相关的风险相适应。

组织应对供方的监视和再评价进行策划。应监视供方满足采购产品的要求的绩效。监视结果应为供方再评价过程提供输入。

对未实现采购要求的供方的处置应与所采购产品有关的风险相适应，并符合适用的法规要求。

应保留供方能力或绩效的评价、选择、监视和再评价的结果及由这些活动所引起的任何必要措施的记录（见4.2.5）。

（二）标准条文理解

（1）组织应建立形成文件的程序，规定对采购过程进行控制，以确保采购产品符合规定的采购信息；并保留对供方的评价结果及必要措施的记录。

（2）对供方的控制是一个过程，由确定准则、评价、选择和监督等环节构成。组织要控制采购产品的范围和程度，其控制的范围、程度以及类型，取决于采购产品对随后的产品实现过程及最终产品的影响或服务相关的性质和风险。通常将采购产品根据其重要性分为不同的类别，并采取不同的控制方式。

（3）在下列情况下，对供方的评价、选择和控制的程度可以不同：

——原始设备的制造商（OEM）；

——物流服务；

——信息技术服务；

——灭菌的承包方；

——按组织规范提供材料的供方；

——设计和开发服务；

——临床评价者；

——顾问、认证或咨询机构；

——试验和校准服务；

——现货部件的供方。

（4）对供方的评价可包括：

——提供的产品或样品的测试结果；

——评审第三方的评价报告；

——历史资料的评审，包括过去的业绩记录；

——供方质量管理体系通过第三方的认证情况；

——组织对供方的质量管理体系的审核；

——供方提供的服务；

——与医疗器械相适应的风险。

（5）无论采用何种评价方法，都要通过提供客观证据来证实已对采购产品或外包过程进行了控制，对供方的选择是以对拟采购的产品或服务进行适当的评估，或供方具有满足与医疗器械相关的顾客要求和法规要求的能力为基础。

（6）采购产品包括硬件、软件、服务和流程性材料。通常把采购类别分为外购、外协和外包。应针对供方按组织的要求提供产品的能力来评价和选择供方。同时应跟踪、监督供方的业绩。

（7）在对供方的业绩进行监测时，应充分考虑供方是否通过第三方认证的情况，包括认证合格的历史情况及趋势。在对供方的监视活动中，应规定对供方业绩进行监测的范围、频次。对已认定的供方，应依据供方所供产品质量的合格情况及其稳定性、交货及时性、履约程度、提交产品的服务等进行综合评价；对不能满足组织要求的供方，可采取继续观察、警告或撤销其资格等措施。在实际操作中，对供方的控制是一个动态的过程，组织应视评价结果采取相应的措施，必要时可新增或备选一些业绩优秀、合格的供方单位。

（8）组织应制定对供方进行评价或重新评价的准则。在监视供方的业绩时，应关注供方的登记机构、行政监管机构以及其他社会相关方对供方现场考察的结果，以获得客观证据表明其过程处于受控状态，产品或服务满足组织的规定要求，包括顾客的要求和法律法规的要求。

（9）对供方的选择以对采购产品进行适当的评估和供方满足要求的能力为基础。评价和选择供方的过程应与采购产品或服务相适应，对不同的供方的选择和评价过程也是不同的。识别和评价供方可采用多种方法，常用的方法有：

——评价供方的产品质量：如符合规定要求的程度、质量稳定性、证实符合要求的产品检验报告；

——评价供方的价格水平：包括产品定价的合理性，即性、价、比的诚信度；

——评价供方的相关业绩：包括供方质量业绩、与提供产品相关的历史情况；

——评价供方的处置能力：包括合同履约情况、产品交付和交付后的服务情况，以及发生问题时的处置能力。

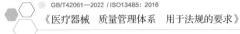
（10）对任何影响产品符合要求的外包过程控制（见4.1.5），应按照本条款（7.4.1）的要求实施，并保持所有对供方评价或再评价的记录。同时还应与外包方签订书面质量协议，明确双方的产品质量责任。

（11）当采购产品不能满足采购要求时，组织应与供应商一起协商解决，但前提是：

——必须满足法规的要求，法规要求是产品的最低要求；

——与采购产品对最终产品所造成的风险影响程度相当，如果医疗器械产品的关键物料无法满足采购要求，则要考虑对此类产品重新进行风险评估。

（三）相关案例及分析

1. 概述

企业产品/服务的提供是通过整个产品供应链来保证的，采购过程不仅是购买所需的物料/服务，还要评价和选择能够持续稳定地提供合格物料/服务的供应商。为了确保获得持续稳定及合格的物料/服务供应，需要对采购过程进行控制，并通过适宜和有效的方法评价供方提供的产品和服务以及其质量、价格，同时关注供方供货历史的业绩与能力，这是确保采购产品和服务质量的基本保证。但很多企业没有很好地选择和评价或简化评价程序，导致对供应商的评价和选择失效。

2. 案例

【例1】 在生产制造生化分析仪企业的采购部检查中，采购部主任向审核员出示了一份合格供方名单，共计48家企业，并针对采购产品分成A、B、C三类。其中A类供方企业5家，提供了供方填写的调查和采购部组织公司各部门代表共同参加的评审记录，且有评审结论（可作为优先供货单位）；C类供方企业18家，提供了由采购部派人去现场调查的记录及采购部的评定意见（可作为一般供货单位）；B类供方企业25家，却只有供方自己填报的调查表，没有采购部的评审意见。采购部主任说："这25家企业是合作多年的老朋友，都很可靠，填个表就行了。"审核员查看了2019年供应商台账，发现这25家企业供应商所提供的物品总价值占总数的50%以上。

【例2】 在某一次性使用输液袋生产企业进行监督审核时，审核员在供应科查看了合格供方评价记录，看到列入合格供方名录的供方单位共有20家，对这些供方的评价资料都是两年前的。审核员询问供应科长："对这些供方所供物资的合格率是否有统计？"供应科长说："我们没有统计。如果有什么问题，检验科会告诉我们。"审核组请供应科出示对供方再评价的记录，供应科长说没有。

【例3】审核员在现场查看 A 类物料湿化器的《质量保证协议书》时发现，供方名称为××有限公司；协议书中采购物料执行的标准为执行国家/行业标准，但是无其他具体明确要求。

3. 分析

例1：B 类 25 家供应商所提供的物品总价值占总数的 50% 以上，可见是一个很重要的供方群体。采购部应对这些供方企业进行评价。对供方的评价准则应根据对产品质量的影响程度和风险高低确定，因此对产品质量影响较大、潜在风险较高的供应商都需要进行评价。

例2：供应科应掌握采购物资合格情况，以便对供应商的质量保证能力进行再评价。对合格供方的评价，不能只做一次就一劳永逸，而应实行动态管理。本案例不符合标准 7.4.1 条"应保留供方能力或绩效的评价、选择、监视和再评价的结果及由这些活动所引起的任何必要措施的记录"的要求。

例3：通常情况下，A 类物料可能直接影响产品质量，双方在签订质量保证协议书时，应在协议书中明确采购物料的执行标准（国家或行业标准号）、产品技术要求，甚至需要在协议书中明确具体的技术要求内容。

十五、采购信息

（一）GB/T 42061—2022 标准条款

7.4.2　采购信息

拟采购产品的采购信息应表述或引用，适当时包括：

a）产品规范；

b）产品接收、程序、过程和设备的要求；

c）供方人员资格要求；

d）质量管理体系要求。

组织应确保在与供方沟通前所规定的采购要求是充分和适宜的。

适用时，采购信息应包括书面协议，该协议明确了在影响采购产品满足规定的采购要求的能力的任何更改实施前，供方应将采购产品方面的更改通知组织。

按照 7.5.9 规定的可追溯性要求的范围和程度，组织应以文件（见 4.2.4）和记录（见 4.2.5）的形式保持相关采购信息。

（二）标准条文理解

（1）采购信息应明确表述拟用或引用采购产品的相关要求，采购信息一般体现在采购文件和资料中，包括采购计划、采购清单、采购合同和/或质量协议等。采购信息应满足可追溯性。

（2）组织应针对采购信息要求（包括对供方记录的要求）与供方进行沟通，以确保所采购的产品或服务（包括外包过程）的质量。采购信息内容通常包括：

——产品图纸、配方、工艺文件等技术信息和产品规范；

——产品检验、试验和接收准则；

——产品、服务和外包过程的质量要求；

——产品实现过程的环境控制要求；

——与产品有关的医疗器械法律法规要求；

——对供方与采购产品有关的质量管理体系认证、产品认证要求。

——生产过程中指定要使用哪些设施或特定设备的要求；

——特殊的提示，如交验程序、可追溯性记录、抽样规定、争议处置等；

——采购信息评审和协议更新的条件。

（3）采购信息的详略程度或特性取决于所采购的产品或服务对医疗器械的影响和对最终产品可能造成的风险。如要求供方提供的产品在受控的环境区域内完成清洁操作，应签订组织和供方职责限度的书面协议，如详细的清洁程序以及对进行清洁工作的员工培训要求，以确保产品不被清洁剂或操作人员污染，或由于疏忽而导致的未被清洁。

（4）采购技术规范应规定任何可能对医疗器械预期用途或安全性、有效性存在重要影响的采购物料贮存或运输的特殊条件。对这一要求，组织可参考适用的技术信息，如相关的法规要求、国家标准、行业标准；或国际标准以及适用的检验和试验方法等。另一种方法是在采购订单中向供方清晰、准确地阐明采购要求。

（5）为防止采购不正确的物料，组织应对上述采购信息进行评审、批准，并明确评审和批准采购文件的责任人。在采购信息中引用的参考文件应识别版本状态，建议使用最新版本，以确保采购物料的正确性和符合性。在与供方沟通前，应确保规定的采购要求是充分与适宜的。

（6）根据组织对采购产品的可追溯性要求，应规定并保持采购文件和记录。评价采购产品的可追溯性要求时，应充分考虑什么样的采购信息和记录需要保持，以便于追溯。如对关键物料、零部件或外包过程进行追溯时，组织应保留包括记录在内的相关采购文件副本。采购产品所依据的采购规范版本很重要，应当将这些信息作为采购文件或记录的一部分予以保持。

（7）组织应与供方签订一份书面协议，协议应规定供方在采购产品出现变更之前及时通知组织，以便组织经过评审之后，能够及时调整现有的采购策略，避免出现不必要的风险。变更通知的内容应至少包括变更的原因、变更内容的描述以及产品变更可能带来的影响；必要时还应该包括库存产品的处理方式。

（三）相关案例及分析

1. 概述

组织的采购活动是一项商务行为，涉及跨公司、跨部门的交流。所以，组织与供方保持有效的信息沟通和交流、明确相关的采购要求，是确保采购产品质量的基础，也是为满足后续可追溯性要求提供有利的客观证据。根据组织对采购产品可追溯性范围和程度的要求，如果需要对关键材料器件或外包过程进行追溯，应保留包括记录在内的相关采购文件，以便在需要时对此类采购信息进行追溯。

组织应保持与供方的信息对等，这是沟通过程中最有效的基本保障，但这也是很多企业容易忽略的过程。

2. 案例

【例1】审核组在轮椅生产工厂销售科了解到，轮椅产品的电镀过程是外包给某乡镇企业加工的。最近连续有三家客户反映产品使用不到一年，其产品外观电镀层就有脱落现象。车间主任说："加工回来的产品我们都进行了外观检验，都是合格的。"并出具了对该企业的评价材料，上面说明了该企业的生产能力和检测能力，供应科对其评价的结论是列为合格供方。审核员问："对于该企业的生产过程你们是否进行了适当控制？"车间主任说："这个厂离我们较远，因此我们没有派人去看过，只是搜集了一些书面资料作为证据。"

【例2】审核员在某公司生产科发现，该公司产品的灭菌过程是委托一家研究所的灭菌中心进行的，审核员问："你们在确定委托灭菌前对这家研究所的灭菌中心了解吗？"生产科长回答说："这一家研究所比较有权威性，在这一区域具有一定的影响力，我们内部讨论过了，大家一致同意将其列为合格供方。"审核员想查看讨论记录，但生产科长却没有找到。审核员又问："对他们提供的灭菌参数和标准，你们如何进行复审？"生产科长说："我们对这些灭菌要求也不熟悉。"

3. 分析

例 1：企业应根据外包加工的产品质量要求和提供的产品质量影响程度，决定对外包方的控制范围、程度和方式。虽然轮椅电镀件影响的是产品的外观质量，但这是顾客对产品质量的第一印象，更何况电镀层还具有产品防护的功能。因此，对于外包加工回来的产品，不能仅靠进货检验来把关，还应该对外包方与提供产品有关的生产和服务提供过程进行适当的控制。根据"关系管理"的原则，要对供方的人员、设备、原材料、各种作业指导书、检验规范及生产环境等提出要求。必要时，企业要帮助供方满足这些要求，如向供方提供培训，必要时可派人到供方现场进行监督、指导等。

例 2：企业在选择供应商时，首先应了解企业本身的采购要求，然后基于这些要求去选择适宜的供应商，而不能用"不会、不熟悉"等理由来推脱自身的管理责任。医疗器械产品灭菌是一个特殊过程，如果企业连自己的采购需求都不清楚，则更是无法证明供应商能否满足相关规定的要求。

十六、采购产品的验证

（一）GB/T 42061—2022 标准条款

7.4.3 采购产品的验证

组织应建立并实施检验或其他必要的活动，以确保采购的产品满足规定的采购要求。验证活动的范围和程度应基于供方评价结果，并与采购产品有关的风险相适应。

若组织觉察到采购产品的任何更改，组织应确定这些更改是否影响产品实现过程或医疗器械最终产品。

若组织或其顾客拟在供方的现场实施验证，组织应在采购信息中对拟验证的活动和产品放行方法作出规定。

应保留验证记录（见 4.2.5）。

（二）标准条文理解

（1）接收检验是组织验证交付到组织现场的采购产品是否满足规定要求的一种方法。组织可以通过各种各样的方法完成这样的检查，如验证供方提供的质量认证情况、符合性证明书、产品逐批检验或抽样检验报告等；也可以进行简单的外观检查、核对数量、出厂合格证的查验等。具体采用哪种验证方法由组织在质量管理体系文件或采购信息中给予规定。

（2）组织的质量管理体系文件应阐明所接收物料的验证方法：是否满足规定要求；且具有完整、正确的标识；进货物料所要求随附的支持性文件，如合格证、说明书、可接收的试验报告等。文件中应规定当出现不合格情况时所应采取的措施，以利于能及时对不合格品采用统一的方式进行处置。

（3）组织对以往所接收产品检验信息的分析结果、现场拒收的历史记录或顾客抱怨等反馈信息，都将影响组织做出有关检验方案的决定和重新评价供方的必要性。

（4）本条款并不意味着采购产品必须接受组织的检验和试验。如果组织通过其他规定的过程或程序能够取得对产品质量的信任，特别是当供方提供的信息充分时，可以不要求对采购产品进行逐批检验和试验。

（5）组织的质量管理体系文件应规定对采购产品未按规定的质量要求进行验证前就投入使用的授权批准人。为了便于采取纠正措施，还应明确在后期的检验过程中发现不合格时，这类产品如何被完全地识别和得到有效的控制。

（6）当组织或顾客提出拟在供方现场进行验证时，应在采购信息或采购合同中规定采购产品的验证方式和放行方法。

（7）本条款的要求和标准8.2.6条"产品的监视和测量"的要求存在一定的相同之处，本条款是从采购过程的完整性来考虑如何安排和实施采购产品的验证，而标准8.2.6条则是从产品监视和测量的角度对采购产品实施具体的检验和试验。

（8）组织实施的控制、检验或验证等方式应与采购产品的相关风险相适应。要考虑采购产品的风险和对最终医疗器械产品质量的影响程度。

（9）当组织意识到采购产品进行变更时，应对更改部分进行评审、验证，其变更对医疗器械最终产品和后续的生产过程可能存在影响，因此只有经验证确认对医疗器械和生产过程没有影响之后才能放行。验证的方法包括进行产品测试、检验、评审供应商提供的关于变更部分的测试报告以及模拟组装测试等。

（10）应保存采购产品的验证记录。

（三）相关案例及分析

1. 概述

采购产品必须满足公司的采购要求，而不是满足供应商的要求，除非供应商的要求经过组织的验证与认可。评价采购产品是否满足要求，要通过适宜的验证方法进行验证，验证的方式不局限于检验与试验，也可以从产品特性、重要程度、可检验程度以及经济性等方面分析，制定更加合理可行的验证方式，包括到供方现场进行检验。

2. 案例

【例1】某心电测试仪生产企业的《进货检验规程》规定应对每批采购物资进行进货检验，且只有质量负责人才具有产品的放行权。审核员在质检科查阅塑胶外壳的进货检验记录时，发现进货检验的放行人员是一般的检验人员。质量负责人说："这些塑胶材料是在供应商现场进行检验的，因质量负责人无法到现场进行确认，所以就由检验员代表质量负责人进行放行。"

【例2】某生化试剂生产企业的进货检验作业指导书规定："对于原有的供应商提供的产品不需要再取样送至化验室进行小试，如果更换供应商则应送样小试，且合格后才能投料使用。"审核员问："那么对于从老供应商处进货的产品，还有其他检验方面的规定吗？"检验科长回答说："没有了，我们只是进行外观检验。"审核员又问："这些老供应商提供的产品是重要物资吗？"检验科长说："都是重要物资，但是因为老供应商的产品质量比较稳定，所以我们就不想太麻烦了。"

3. 分析

例1：当实际执行过程与文件规定要求不一致时，企业需要根据实际情况进行分析，并确定最终的产品放行授权人或符合要求的方式，而不是随意更改，致使文件规定形同虚设。既然采购的塑胶材料验证方式为到供应商现场验证，则应确定相应的放行方法，必要时可以修改相关文件，以保持其一致性。

例2：检验科长回答的理由不能成立。既然可以进行小试，那么说明工厂具有相应的检验能力，且这些产品又都是重要物资，因此应该按照文件规定进行进货检验，而不是采取简单的外观检验方式，更不能以供应商的新、老来推理是否需要检验。

十七、生产和服务提供

（一）GB/T 42061—2022 标准条款

7.5 生产和服务提供

7.5.1 生产和服务提供的控制

生产和服务提供应予策划、实施、监视和控制，以确保产品符合规范。适当时，生产控制应包括但不限于：

a）编制生产控制程序和控制方法的文件（见 4.2.4）；

b）基础设施鉴定；

c）实施过程参数和产品特性的监视和测量；

d）获得和使用监视和测量设备；

e）对标记和包装实施规定的操作；

f）实施产品放行、交付和交付后活动。

组织应为每一台或每一批医疗器械建立并保留记录（见 4.2.5），该记录提供了 7.5.9 规定的可追溯性范围和程度的信息并标明制造数量和批准销售数量。应核验和批准该记录。

（二）标准条文理解

（1）生产和服务提供的过程是"产品实现"中的直接过程，在确认哪个控制条件适用于设定的过程时，应当考虑到对最终产品质量或法律法规符合性的影响。若没有控制，可能对产品质量和法律法规的符合性存在不利或潜在的不利影响，控制的范围和详略程度应当与满足质量要求过程的重要程度（如基于风险管理活动的输出、人员的能力以及培训等）相适宜。

（2）生产和服务提供是指组织在本阶段的任务就是"生产"或者是"服务提供"。例如：作为医疗器械生产企业的主要任务是产品制造，提供满足顾客需求的产品；作为医疗器械经营企业的主要任务是提供服务，服务就是它的产品。所以，对生产和服务提供的过程可以理解为两种都是直接实现产品的过程。

（3）组织在市场调研过程中识别了用户的需求，经过设计开发、原材料采购、加工制造等诸多生产工序后，把客户的需求转化为最终医疗器械产品实物制作出来，这一过程就是直接形成产品质量的过程，即产品质量是设计和制造出来的，而不是检验出来的。因此，组织应对生产和服务过程进行策划和准备，对影响产品实现过程的六大因素，即操作人员、机器设备、生产材料、工艺方法、环境条件、监视与测量做出安排，并使其处于受控状态。当然，上述六个因素对不同的生产和服务提供的影响程度可能不一样，应视实际情况来决定其控制的方法和控制的程度。

（4）对生产和服务提供的受控条件，标准中提出了六个方面的要求，这六个方面的要求也是医疗器械组织需要进行策划和准备的内容：

——文件化的生产控制程序和方法：对于医疗器械生产企业来说就是要提供一个什么样的产品；对于医疗器械经营企业来说就是要提供一个什么样的服务。

针对医疗器械生产企业就是要获得一套完整的指导生产制造的产品技术规范，包括产品的总装图、部件图、零件图、包装图、采购规范、产品说明书、产品技术要求、风险管理报告等。

针对医疗器械经营企业就是要明确服务提供过程可能涉及的活动，树立服务理念，规定服务要求。服务要求可以依据观察到的且需经顾客评价的特性予以规定。

在生产过程中，由于涉及的范围较为广泛，要实现组织的目标，必须建立程序文件，对目的、范围、职责、流程做出明确规定。对于关键工序/特殊过程，要制定作业指导书，编制工艺文件，规定作业要求。对于一个简单的过程，若具备一定资格的人员可以按图纸加工出合格产品，则没有必要编制工艺文件。指导产品实现过程的相关文件资料应满足从采购、加工、装配、调试、检验、包装、安装、使用、维修以及使用后的废弃处置等各项活动的需要。

——经鉴定的基础设施：应根据生产和服务的需要，选择基础设施，包括生产设备、检验设备、厂房、工装、夹具、模具、辅具等。基础设施的选用应首先确认基础设施得到相应的鉴定，包括校准、检验、确认等；同时必须满足产品的技术质量要求。生产设备的能力（包括生产能力、运行参数范围、运行精度和设备完好率）应与产品的生产规模和质量要求相符合。

——过程参数和产品特性的监视与测量实施：应明确对哪些生产过程的活动需要进行连续监测，规定监视和测量的时机、频次，监视和测量的方法，监视和测量的项目/特性，并按策划的安排实施。

——监视和测量设备的可用性及其使用：产品实现过程可能涉及使用监视和测量装置，企业所具备的检验、试验仪器设备及过程监测设备应满足产品质量控制和质量体系运行监视测量的需要，这些仪器或设备的数量应与生产规模相适应。

——医疗器械产品的标签、包装应符合相关的法规要求，制造商要对标签、包装活动承担责任，要对标签、包装操作活动进行策划、实施和控制。

——放行、交付和交付后活动的实施：产品放行、交付应有授权放行产品人员的批准。应规定具体的放行、交付条件以及交付后还需要进行的安装、保修、备件、维护等活动要求。

（5）标记和包装错误造成的风险可以通过适当的控制措施来降低，如：

——将包装、标记操作过程和其他的制造过程分开；

——应使用能提供清晰的区别产品的标签，避免产品的包装和标记在外观上极其相似；

——在线标识、在线打印，包括使用批号、使用滚动标签或应用逐行排除的方法；

——在完成包装和粘贴标签工序后，要对未使用的批号材料进行销毁；

——使用已知的标签数和核对用法，使用电子编码器、阅读器和标签计数器；

——标签应存放在适当的限制区域或受控区域，使用前应检查标签的内容。

（6）为了满足产品的可追溯性要求，必须在生产和服务提供过程中形成并保持每批医疗器械的记录。每批记录应包括产品批号、生产周期、生产数量和批准上市销售的数量等。批记录应由主管人员验证后批准。对不同类别的产品，一批数量可能是成千上万，如敷料耗材类产品；也可能是几台甚至一台，如仪器设备类产品。

（7）在生产制造过程中，相关信息应录入批记录，这类信息可包括：

——适当时，原材料、组件和中间产品的质量及其批号；

——适当时，各个生产阶段的开始时间和完成时间，包括灭菌时间；

——所生产的产品数量；

——所有经确认的检验或试验结果；

——所使用的经指定的生产线的编号；

——与生产规范偏离的情况。

（三）相关案例及分析

1. 概述

生产与服务的提供是 PDCA 循环过程中非常重要的环节，企业如果要保证生产与服务提供过程持续稳定地满足要求，就需要对整个过程进行控制。为了确保过程处于受控状态，应根据组织规模、成熟程度、产品或服务特性的要求进行适当的策划，按照预期策划的要求实施，保留实施过程中的证据，以满足后期的可追溯性要求。

2. 案例

【例1】某医用手术衣生产企业的《生产和服务提供控制程序》规定："本公司不需要对生产过程进行确认，因为生产工序中没有特殊过程。"审核员问："什么是特殊过程？"质管部长说："是指生产过程的输出不能由后续的监视或测量加以验证的过程，或使用后才能发现问题的过程。公司产品均可进行测量，也没有仅在使用后才能发现的问题，因此不存在这种特殊过程。按照我们对GB/T 42061—2022标准'7.5.6 生产和服务提供过程的确认'的理解，在医用手术衣生产工序中没有标准所说的那种过程，当然也就不存在特殊过程确认了。"

【例2】在某轮椅厂的第一车间，审核员看到剪板机、冲压机等都是从国外进口的设备，车间主任自豪地说："最近几年我们厂效益不错，陆续从国外购进了一些先进的设备，这对我们提高产品质量有很大的帮助。"审核员要求企业提供相应的设备操作指导书时，企业却无法提供。车间主任说："我们有一些员工看不懂英文说明书。"

【例3】审核员在现场查看某批次医用硅胶管生产过程记录时，负责人未能提供生产日期为 2022 年 4 月 22 日、批号为 20220422、规格为 3 mm × 5 mm 的医用硅胶管"二次硫化"生产工序的相关证据。

3. 分析

例1：这里很容易产生误解。在实际工作中，除了不是标准7.5.6条所描述的这种过程（通常称为"特殊过程"）之外，在其他生产过程中，尤其是对产品质量有直接影响的关键工序，同样存在过程确认的问题，需要按照标准7.5.1条"生产和服务提供的控制"要求，对获得表述产品特性的信息、必要的作业指导书、适宜的生产设备、获得监视和测量设备并进行监视和测量以及对产品放行交付和交付后活动有关的要求进行控制，而且当这些条件发生变化时，也同样有确认的要求。因此，该公司程序文件的描述不符合标准7.5.1条"生产和服务提供的控制"有关规定。

例2：现在许多工厂都会从国外引进一些先进的设备，但是对于设备上的各种关于安全操作的警示性语言、操作说明书等却没有翻译成中文，也没有制定相应的作业指导书，导致这些警示标识和要求形同虚设。本案例不符合标准7.5.1a）条"编制生产控制程序和控制方法的文件（见4.2.4）"的要求。

例3：企业应为每一批次医用硅胶管的生产建立并保留记录（见4.2.5），该记录应提供标准7.5.9条规定的可追溯性范围和程度的信息，并标明制造数量和批准的流通数量。

十八、产品的清洁

（一）GB/T 42061—2022 标准条款

7.5.2 产品的清洁

在下列情况下，组织应将产品的清洁或污染控制要求形成文件：

a) 产品在灭菌或使用前由组织进行清洁；

b) 产品是以非无菌形式提供且需在灭菌或使用前进行清洁处理；

c) 产品在灭菌或使用前不能进行清洁处理，使用时其清洁是至关重要的；

d) 提供的产品为非无菌使用，使用时其清洁是至关重要的；

e) 在制造过程中从产品中除去过程添加物。

如果产品是按照上述 a) 或 b) 的要求进行清洁，则 6.4.1 中包含的要求不适用于清洁处理前的过程。

（二）标准条文理解

（1）本条款要求组织规定产品的清洁和污染控制要求。为了实现这些要求，必要时，组织应建立形成文件的程序、作业指导书、参考资料和相关的测量程序。

（2）产品制造过程中可能会使用一些加工助剂，如清洁剂、脱模剂、润滑剂等辅助材料，这些材料或物质在生产工序中的主要用途是方便加工过程、提高工序质量。对于这些材料或物质，应当加以识别和标记并进行必要的控制，以避免混淆和误用。

（3）某些医疗器械在灭菌或使用前不能进行清洁处理，但当发现产品的清洁程度又直接影响产品的使用时，组织应识别产品的风险，并进行清洁和污染的控制。

（4）某些产品在使用前，包括生产过程中可能无法进行清洁处理，或在使用前清洁处理会导致产品失效、变质等，但是在使用时，产品的清洁对于实现产品的预期用途至关重要，组织应识别这种风险，并对生产过程进行严格的控制。

（5）某些医疗器械在使用前可能需要进行清洁和/或去除污染，在这种情况下，可通过适宜的、经确认的清洁程序来去除污染。

（6）如果是在灭菌和/或使用前由组织进行清洁的产品或者以非无菌形式提供而需要在灭菌和/或使用前进行清洁处理的产品，在清洁处理前，对工作环境条件和人员的健康、清洁和着装等要求可不作规定。

（7）对于标准 7.5.2a、7.5.2b、7.5.2c、7.5.2d、7.5.2e 五条中的任一种情况，组织必须根据具体情况对产品如何清洁做出规定并形成文件。

注：与清洁程序有关的补充信息可在 ISO 12891 - 1 中获得。

（三）相关案例及分析

1. 概述

对产品的清洁和污染的控制，需要根据产品的技术要求和过程特性，以及预期用途进行确定，企业应明确产品清洁和防止污染的控制方法和控制程度，以避免因清洁与污染问题而发生产品质量问题。

2. 案例

【例1】某内窥镜生产企业在产品使用说明书中规定"本产品为非无菌产品，在使用前需要进行清洁与消毒"，但是没有规定具体的操作要求。审核员请企业提供进行产品清洁的操作文件，生产经理解释说："我们产品出厂时只做清洁，医院每次使用前应进行消毒，具体如何消毒则由医院来负责，我们没有形成文件要求。"

【例2】在某口腔齿科产品生产企业现场审核时，审核员发现该企业的机械加工设备旁边放了一瓶无任何标识的液体，于是问："这是什么液体？"生产部经理回答说："这是乳化剂，用于切削清洗。"审核员又问："那如何管控呢？有相应的文件吗？"生产经理说："那倒没有。"

3. 分析

例1：对内窥镜产品的清洁消毒是保证产品使用、避免医源性交叉感染所必须的要求，生产企业应验证其清洁消毒方法，并在使用说明书中给出明确的规定，以便于医疗机构按照规定要求进行控制和管理。本案例不符合标准7.5.2b条"产品是以非无菌形式提供且需在灭菌或使用前进行清洁处理"的控制要求。

例2：产品在制造过程中可能会使用一些加工助剂，如清洁剂、脱模剂、润滑剂等辅助性材料，这类材料或物质在生产工序中的主要用途是方便加工过程，提高工序质量。对于这些材料或物质应当加以识别和标记，并进行必要的控制，以避免混淆和误用。针对牙科种植体产品，需要对生产过程进行清洁控制，同时也需要控制加工过程中使用助剂的清除。本案例不符合标准7.5.2e条"在制造过程中从产品中除去过程添加物"的要求。

十九、安装活动

（一）GB/T 42061—2022 标准条款

7.5.3 安装活动

适当时，组织应将医疗器械安装要求和安装验证接收准则形成文件。

如果经同意的顾客要求允许除组织或其供方以外的外部方安装医疗器械，则组织应提供医疗器械安装和安装验证的形成文件的要求。

应保留由组织或其供方完成的医疗器械安装和安装验证的记录（见4.2.5）。

（二）标准条文理解

（1）医疗器械安装的含义：不是指由制造商将医疗器械植入患者体内，或固定到患者身上，或在组织内部完成的生产过程中的装配，而是指将医疗设备安装在医疗机构的工作场所，并使其正常运行。

（2）医疗器械的安装是一项在使用地点将器械投入使用的活动，这项活动包括相关的服务内容，如供电系统、管道工程、防护安全、环保设施、废物处理等。安装器械的最终测试应在器械的使用地点与所有相关服务衔接之后进行。

（3）组织应规定安装的职责，以确保器械的正确运行。如果医疗器械必须在使用现场进行组装，组织应提供作业指导书，以正确指导其组装、试验或校准。特别要关注机械安全控制装置和安全控制线路的正确安装。

（4）如果顾客要求并经同意由组织以外的人员及其供方进行安装，则要以文件的形式提供安装作业指导书、验收准则以及安装验证指导书。但不论是由谁负责安装，其最终安装及安装验证结果都应当予以记录。

（5）安装作业指导书应至少包括以下内容：

——组织、供方、经销商和使用者的安装责任；

——用于安装的专用工具或设备；

——控制安装和测试中使用的检验和测试设备；

——安装使用的指导书、处理备品或部件清单；

——技术咨询和支持、顾客培训、提供备品或部件；

——安装人员的培训；

——用于改善产品或安装过程的信息反馈。

（三）相关案例和分析

1. 概述

一些医疗设备需要安装在医疗机构的工作场所，安装的模式包括设备生产制造工厂派员到现场安装，或指导客户进行安装，或与客户进行沟通并征得同意后由工厂或代理人以外的人员进行安装。不论采取哪种形式，其安装过程都是产品实现过程中的一项重要活动，必须对安装过程进行控制，包括提供必要的安装作业指导书以及安装后的验证接收标准。

2. 案例

【例1】在审核某医用手术无影灯生产企业的安装活动时，审核员要求提供手术无影灯产品的现场安装和验证记录。市场服务部的人员说："我们没有保留这些记录，因为安装活动是由我们授权的代理商完成的。"

【例2】某台医疗设备由经销商人员在医院安装的过程中出现重大故障，并且无法正常使用，由此产生的客户投诉及赔偿等是否应由经销商全面负责？

3. 分析

【例1】医疗设备安装活动是生产与服务过程中的重要环节，设备安装质量、安装过程中的服务质量等直接关系到最终客户的满意程度。所以制造商应保留整个安装过程的记录，以证明过程的有效实施。总体而言，不论安装的实施者是谁，都应保留安装记录，否则安装过程就属于非受控状态。

【例2】经销商在产品安装过程中出现的问题，产品制造商有责任进行调查并分析原因：是由于对经销商培训指导的不充分还是由于产品使用手册没有描述清楚？等等。不论由什么原因导致，都应采取相关的纠正或预防措施，以避免或减少此类问题的发生。

二十、服务活动

（一）GB/T 42061—2022 标准条款

7.5.4 服务活动

如果对医疗器械服务有规定的要求，必要时，组织应将服务程序、所涉及的材料和所涉及的测量形成文件，用于实施服务活动并验证产品要求得到满足。

组织应分析由组织或其供方实施的服务活动记录：

a）以确定该信息是否作为投诉进行处置；

b）适当时，为改进过程形成输入。

应保留由组织或其供方实施的服务活动的记录（见4.2.5）。

（二）标准条文理解

（1）某些医疗器械产品的功能取决于产品的正确使用，以及生产企业提供的售后服务或维护，组织应通过质量保证书或合同的形式承诺产品售后服务的内容。组织的质量管理体系应规定所提供服务的类型和范围，适当时应考虑下列活动：

  ——明确组织、经销商和使用者之间的服务职责；

  ——进行服务活动的策划，确认是由组织或是一个独立的代理商完成；

  ——对产品安装后用于搬运和服务有特殊用途的工具或设备的设计和功能的确认；

  ——在服务过程和试验过程中使用的测量和试验设备的控制；

  ——提供适宜的文件，包括技术建议、技术支持、备用部件或零件清单以及产品使用说明书；

  ——提供足够的备件，包括备用部件或零件的提供；

  ——对相关服务人员进行培训；

  ——提供能胜任的服务人员；

  ——有关产品的改进和服务信息的反馈；

  ——其他提供给顾客的支持性活动。

（2）组织应建立用于提供服务活动的程序文件、作业指导书及其他参考标准，接受顾客提出的服务要求，处理顾客的投诉、抱怨或解决未被满足的顾客要求，并验证服务活动是否满足规定要求，保存开展服务活动的记录。

（3）由组织或组织供方提供的记录应形成统一的服务报告，由组织收集并定期进行分析，包括采取评审的方法或统计技术工具，识别并确定信息是否属于投诉；必要时作为改进过程的输入。

（三）相关案例和分析

1. 概述

识别企业是否适用服务活动的要求，可以通过企业的客户要求是否需要通过提供服务或维护进行分析确定，在分析过程中，还应充分考虑到经销商的活动。服务活动的有效性依赖于服务过程的控制与服务过程的满足，同时为了后续的质量监督与追溯要求，企业必须保留提供服务活动的记录。

2. 案例

【例1】在审核 CT 机生产企业的服务活动时，企业提供的服务程序规定："由公司客服部进行服务活动的实施，并保留服务活动记录，包括维修和维护的记录。"审核员要求提供相应的服务记录，并询问去年公司销售出去的设备是否发生过维修时，客服部经理说："今年年初曾经去××医院维护过一次。"但是审核员并没有找到这份维护记录。客服部经理说："我们只是例行过去看了一下，没有保留记录。"

【例2】某无菌医疗器械生产企业提出这样一个问题："我们的产品属于一次性使用的单包装产品，所以我们的质量体系文件中是否可以删除服务活动？"

3. 分析

例1：公司客服部没有保留服务活动记录，包括维修和维护保养记录，不符合标准7.5.4条"应保留由组织或其供方实施的服务活动的记录"的要求。提供产品的后期维护或维修等服务过程，是对产品质量的一种监控，为防止产品出现不可预见的质量问题，企业不能只图方便、省事而忽略这些记录的保存。

【例2】所有医疗器械企业在产品营销过程中客观上都存在售前、售中、售后服务活动，包括后续可能为使用者提供如何应用的培训等均属于服务范畴，为此，服务活动在质量体系中是不能删除的。

二十一、无菌医疗器械的专用要求

（一）GB/T 42061—2022 标准条款

7.5.5　无菌医疗器械的专用要求

组织应保留每一灭菌批的灭菌过程参数的记录（见4.2.5），灭菌记录应可追溯到医疗器械的每一生产批。

（二）标准条文理解

（1）无菌医疗器械的灭菌是一个需要控制的特殊过程，灭菌过程参数是证明灭菌过程符合规定要求的客观证据。

（2）对于无菌医疗器械的生产企业，必须保持每一灭菌批的灭菌过程参数的记录。该灭菌过程记录应标明灭菌批号和灭菌批的生产批号，以满足可追溯性的要求。

（三）相关案例和分析

1. 概述

医疗器械的灭菌工序属于特殊过程，其灭菌的质量保证水平是无法或不能经济地通过后续监视或测量完成的。所以，生产企业需要通过监控灭菌过程的运行，并保留每批灭菌过程记录，为后续的质量追溯和改进提供依据。关于灭菌的补充信息可以通过查阅 ISO 11134、ISO 11135、ISO 11137、ISO 13683、ISO 14160 和 ISO 14937 等相关标准获得。

2. 案例

【例1】在审核一次性使用无菌注射器生产企业时，审核员要求企业提供某批次产品的灭菌过程记录，企业却无法提供，生产部经理解释说："灭菌过程是委托外部供应商完成的，过程记录由灭菌供应商保存。"

【例2】在对某企业进行审核时，审核员无法找到某个批次无菌产品灭菌过程的操作记录和放行记录，其灭菌过程的可追溯性遭到审核员质疑。

3. 分析

例1：无菌医疗器械的灭菌过程，不论是由企业内部完成还是委托外部完成，企业都必须保留灭菌过程的参数记录，以确定该过程是否在受控的条件下运行，并为后续的质量追溯提供依据。

例2：企业在控制灭菌过程时，应建立产品每个灭菌批次和对应的生产批次清单，保存的灭菌过程记录，是灭菌批次与生产批次组批以及灭菌批次放行的重要依据，也是实现生产批次和灭菌批次的可追溯性的要求。

二十二、生产和服务提供过程的确认

（一）GB/T 42061—2022 标准条款

7.5.6 生产和服务提供过程的确认

当生产和服务提供过程的输出结果不能或不是由后续的监视或测量加以验证，并因此使问题仅在产品使用后或服务交付后才能显现时，组织应对任何这样的过程进行确认。

确认应证实这些过程具有稳定地实现所策划的结果的能力。

组织应将过程确认程序形成文件，过程确认包括：

a）为过程的评审和批准所规定的准则；

b）设备鉴定和人员资格鉴定；

c）使用特定的方法、程序和接收准则；

d）适当时包括包含样本量原理的统计技术；

e）记录的要求（见4.2.5）；

f）再确认，包括再确认的准则；

g）对过程更改的批准。

组织应将用于生产和服务提供的计算机软件应用的确认程序形成文件。此类软件的应用在首次使用前应予确认，适当时，此类软件或其应用更改后也应予以确认。有关软件确认和再确认的特定方法和活动应与软件使用有关的风险（包括对产品符合规范的能力的影响）相适应。

应保留确认的结果和结论以及确认所采取的必要措施的记录（见4.2.4和4.2.5）。

（二）标准条文理解

（1）过程确认是产品实现过程中的一项重要活动，过程确认的目的是考验过程的能力，确保输出的结果不能完全得以验证的过程能持续地提供满足规范要求的产品。过程确认是分别对人员、设备、材料、工艺、环境等能力的评价，也可能是对各种因素叠加在一起的能力评价。通过确认应能证实这些过程具有始终实现所策划的结果的能力。过程确认包括确认计划和方案的制定、对特定的过程阶段进行一系列评价的实施、数据的收集、记录和分析说明。这些活动可以认为是由以下四个阶段构成：

——设备规范的评审与批准；

——安装鉴定（IQ）：所使用的设备和提供必要的服务；

——操作鉴定（OQ）：证明过程能连续生产出可接受的结果及所建立的过程参数的限度；

——性能鉴定（PQ）：评价过程长期稳定性的建立。

（2）GB/T 19000—2016标准术语"过程"的定义：对形成的产品是否合格不易或不能经济地进行验证的过程，通常称为"特殊过程"。当医疗器械的生产和服务提供过程的输出不能由后续的监视和测量加以验证时，组织应对任何这样的过程实施确认。

（3）通常需确认的过程包括但不限于：

——灭菌过程；

——环境受控区域规定条件的保持；

——无菌加工过程；

——无菌包装密封过程；

——冻干过程；

——热处理过程。

（4）在产品实现过程中对下列情况应予以关注，以确定是需要确认部分要素还是全部要素，这些过程包括但不限于：

——清洁过程；

——手工装配过程；

——数控切割加工过程；

——填充过程。

（5）应对过程确认进行策划，策划的内容包括但不限于下列因素：

——过程参数的准确性和误差，包括使用设备的配置；

——操作者的技能、能力和知识是否满足产品实现过程的质量要求；

——所有过程控制的准确性，包括环境参数；

——适当时，过程和设备的鉴定；

——未满足准则的过程参数的处理和可接收的准则；

——需要再确认的过程以及过程再确认的条件和要求；

——对过程变更的批准；

——适当时，确定样本大小的统计技术说明。

（6）在过程确认中可以使用一些统计技术方法和工具。包括控制图、能力研究、实验设计、允差分析、故障模式和失效分析（FMEA）、抽样计划，以及增强设计的方法、稳健设计的方法等。

（7）当过程控制中使用的计算机软件对产品质量有影响时，组织应建立形成文件的程序，对此类过程控制软件进行确认。若软件有修改则需要再确认，即使没有修改，在开始使用前也需得到确认。组织在选择软件确认和再确认的方法和活动时，应结合软件对产品满足规定要求的风险程度。此类软件涉及的过程包括产品生产、加工、贮存、环境控制、检验和测试等。

注：关于计算机软件应用的确认的补充信息可在良好自动化生产实践规范（GAMP）指南中获得。

（8）本标准中还提到了另外一种情况，即问题"仅在产品使用后或服务交付后才能显现"。这种过程和特殊过程存在一定的区别，如核磁共振设备的安装、现场维修以及某些技术经济风险较高的关键过程，在实施前都要证实这种过程有无能力实现合格的结果。

（9）组织应保留各种过程确认结果和结论及确认所采取必要措施的记录。

（三）相关案例和分析

1. 概述

过程确认是针对无法用检验或试验的方式，或不能经济地验证产品质量的过程。过程确认的目的是验证这些过程能否持续有效地提供符合质量要求的产品能力，需要企业对这些过程进行识别，并按策划的输出实施，以确保达到过程准则的要求。

一些企业经常出于成本因素考虑或管理惰性，而随意简化过程确认的程序，降低接收准则，减少或不执行再确认工作，从而导致产品质量始终存在潜在的风险，企业长期处于极度的危险状态之中。

2. 案例

【例1】某无菌医疗器械产品的 EO 灭菌作业指导书规定"灭菌温度为 50 ± 5℃、湿度为 35%、每半小时记录一次"。审核员要求查看该 EO 灭菌过程的确认报告，技术部经理说："这台灭菌器是新购的，性能很稳定，其实确不确认都无所谓。"

【例2】在某电子血压计生产企业现场审核时，审核员发现企业有一台带有软件的测试设备，于是问："这台测试仪是否已经过确认了？"质量部经理说："这台测试仪经过校准了，不需要确认。"

【例3】审核员在某公司检查时发现，该企业生产一次性使用管型吻合器产品，但未能提供其关键工序——装钉过程验证方案和报告。

3. 分析

【例1】特殊过程确认的目的是考验过程的能力，确保输出的结果不能完全得以验证的过程能持续地提供满足规范要求的产品。与设备的新旧无关，但是与设备本身的性能及稳定性有关。为此，企业应提供完整的、符合要求的客观证据，而不是通过主观判定设备的新旧来表示其满足过程的能力。

【例2】仪器校准只是对测量设备的测量参数、测量准确度进行比对，而不是确认。确认应能证实这些过程具有实现所策划结果的能力，所以两者不能等同，更不能混为一谈。针对计算机软件，企业应对软件测试功能的可靠度进行确认，以确保其满足过程的要求。

【例3】对一次性使用管型吻合器的装钉过程质量进行控制，涉及最终产品的临床使用，应基于风险高低的识别，确认装钉过程为关键工序，策划工序验证方案并组织实施，保存相关的验证文档。

二十三、无菌医疗器械过程确认的专用要求

（一）GB/T 42061—2022 标准条款

7.5.7 灭菌过程和无菌屏障系统确认的专用要求

组织应将灭菌过程和无菌屏障系统的确认程序形成文件（见4.2.4）。

灭菌过程和无菌屏障系统应在实施前得到确认，适当时，还应在后续的产

品或过程更改实施前得到确认。

应保留确认的结果和结论以及确认所采取的必要措施的记录（见 4.2.4 和 4.2.5）。

注：更多信息见 GB/T 19633.1 和 GB/T 19633.2。

（二）标准条文理解

（1）组织应建立灭菌和无菌屏障系统过程确认形成文件的程序。

（2）因灭菌和无菌屏障系统是特殊过程，不能通过后续的产品检验和试验来验证。因此，无菌医疗器械制造商必须在使用前和过程变更之前对灭菌过程和无菌屏障系统以及后续产品进行确认，必须按照本标准 7.5.7 条加强对灭菌过程的控制和监视。ISO 11134、ISO 11135、ISO 11137、ISO 11138、ISO 13409、ISO 13683、ISO 14160、ISO 14937、ISO 11607 等国际标准含盖了关于灭菌过程的设计、确认和常规控制要求、最终医疗器械包装和确认要求，对灭菌过程和无菌屏障系统的正确确认和严格控制是确保产品满足无菌要求的重要因素。按照现有的国际标准要求对灭菌过程和无菌屏障系统进行确认和控制，重要的是要意识到正确的确认和控制灭菌过程不是确保产品到达无菌保证水平的唯一因素，同时还要关注外部采购的原辅材料、组件、配件的微生物控制水平，即初始污染状态，以及后续的贮存、生产、组装和包装环境的控制。

（3）应保存每一批灭菌过程和无菌屏障系统的过程确认结果和结论，以及确认所采取必要措施的记录。

（三）相关案例和分析

1. 概述

无菌医疗器械灭菌过程和无菌屏障系统的确认需要企业根据产品特性及相应的要求，在初始使用前进行，并保留每次确认的记录。但是，由于很多企业没有灭菌设施，不具备灭菌条件，因此灭菌过程的确认变得更加难以执行。

2. 案例

【例 1】在审核某公司医用导管的过程确认时，审核员问："产品最早的灭菌是在什么时候进行的？"技术部经理说："2021 年 12 月。"审核员问："什么时候进行灭菌确认的呢？"技术部经理说："好像是在 2022 年的 1、2 月吧，具体要问一下供应商。"审核员问："标准不是要求在初始使用前进行灭菌确认吗？"技术部经理说："我们产品的灭菌过程是外包给灭菌站的，灭菌站成立的时间比我们还早，肯定是没有问题的。"

【例2】在审核一次性无菌注射器的初包装过程确认时，审核员看到公司的程序文件规定"产品采用 EO 灭菌，针对一次性无菌注射器的初包装应进行过程确认，并需要每年进行一次再确认"。审核员要求质量部经理提供这两年的包装过程再确认记录。质量部经理回答说："我们只有初包装过程的生产记录。"审核员又问："什么原因呢?"质量部经理回答说："因为确认所涉及的产品灭菌和初包装过程的人员、设备、产品等环节，目前都没有发生什么变化，我们每年只是简单地对比一下，也没有发现什么问题，就认定为合格了，所以就没有保留任何记录。"

3. 分析

例 1 和例 2 这两个案例都不符合本标准 7.5.7 条 "应保留确认的结果和结论以及确认所采取的必要措施的记录" 的专用要求。无菌医疗器械的微生物存活率是控制产品质量的重要指标之一，由于灭菌效果无法通过后续的检验和试验来验证，只有通过对灭菌过程、无菌屏障系统的初次及定期的再确认，才能确保过程的持续有效。为证实灭菌过程和无菌屏障系统的有效性、可追溯性，企业应保留过程确认的记录。

二十四、标识

（一）GB/T 42061—2022 标准条款

7.5.8　标识

组织应将产品标识程序形成文件，并在产品实现的整个过程中使用适当的方法识别产品。

组织应在产品实现的整个过程中按照监视和测量要求识别产品的状态。在产品的生产、贮存、安装和服务的整个过程中应保持产品状态的标识，以确保只有通过所要求的检验和试验或经授权让步放行的产品才能被发送、使用或安装。

如果有适用的法规要求，组织应将为医疗器械指定医疗器械唯一标识系统形成文件。

组织应建立程序并形成文件以确保返回组织的医疗器械能被识别且能与合格的产品区分开。

（二）标准条文理解

（1）标识是指能够表明产品特性，并能区别于其他产品特征的表示方法。

组织应建立形成文件的程序，明确在产品实现的全过程中采用适宜的方法标识产品的要求。

（2）在产品实现的全过程中，对采购产品、过程产品和最终产品进行标识的目的和种类有三种：

——为区别产品，防止混淆和误用进行的标识；

——为表示产品的监视和测量状态的标识；

——为实现产品可追溯性目的进行的标识。

（3）组织应选择适宜的标识方法，不得因标识不当或标识材料的原因，对医疗器械的性能产生不利影响。一般情况下对采购产品、过程产品可以采用标签、标记、随工单、材质着色等方法进行标识，对最终产品的标识则应按照法规要求和产品标准要求进行，因为该标识不仅是对产品做出区别，而且也是产品标记的一个重要组成部分。

（4）本标准要求应确保返回组织的医疗器械产品均能被标识，且能与合格的产品区分开来。这是因为医疗器械在出库或交付、上市后又返回组织的可能性方面存在各种情况，如：

——用户试用或使用过的产品需要返回组织进行适当的调整；

——参加展会或展示用的样品返回；

——产品返回组织进行维修；

——为了某些目的返回组织进行调换。

（5）对于组织接受某些因素的返回产品，为了不与正常生产的产品或合格产品相混淆，必须采用适当的标识加以区别。

（6）对于使用过的产品，为防止污染其他产品、环境或人员，组织应做出特殊安排，确保返回产品不与新的产品相混淆、退回客户、被贮存或再出售。特殊安排包括：

——组织应在收到的返回产品上加附"返回产品"的特殊标识；

——规定对可能已使用过，而且是侵入式和/或用以导流，或贮存血液，或其他体液，或组织，或与人体成分接触过的器械，还包括可能与这些类型器械或附件有关的特殊搬运、清洁和消毒的程序；

——特殊的返工、返修或再处理的程序，包括对最终产品的技术条件规定和验证的方法；

——可追溯性的方法和形成的记录要求。

（7）当国家有法规要求医疗器械使用唯一性标识（UDI 识别码）时，组织需要针对 UDI 的发放和控制建立书面的控制程序，以控制 UDI 的唯一性和可追溯性，包括控制其采购、印制、分发、使用、报废处理等。

（8）组织可以通过标记、定置、区域、标签、签名或其他物理或电子的方式表明产品的监视和测量状态。

（9）产品监视和测量状态的标识应当表明产品是否已经过检验和试验，包括采购产品、过程产品、最终产品的监视和测量状态：

——完全满足要求而被接收；

——发现不合格，在让步情况下接收；

——等待进一步的分析/决定；

——因不满足要求而被拒收；

——等待检验和试验；

——已经检测，结果尚待判定。

（10）组织应对产品实现过程中所有的产品状态做出标识，以表明产品当前处于何种状态。对产品监视和测量状态的标识方法可以根据具体情况适当决定，如：

——采用不同颜色容器区分：绿色为合格，红色为不合格，黄色为待检或已检待判；

——采用标签挂牌作标记；

——设置区域放置：待检区、合格区、不合格区、待判区、退货/召回区。

（11）产品的状态标识是动态的，随着检验状态的变化而发生变化，产品的可追溯性标识是唯一的、不可变换的。

（12）任何用于表明医疗器械和组件、零件的检验和试验状态的标记材料，都不应对产品的安全或性能产生不利影响。

（三）相关案例和分析

1. 概述

对产品的标识不仅是一张标签，也不只是为了识别产品，还是为了防止污染、防止混淆，且更加有利于对生产现场的管理，做到可视化、可追溯性。为此，产品标识是唯一的，企业应树立持续的信心和恒心，加强对产品标识和可追溯性标识的控制。

状态标识贯穿于产品实现的全过程，是对生产过程的一种监视。状态标识的应用范围较为广泛，我们经常可以在工作中或日常生活中看到这一类标识。

2. 案例

【例1】审核员在某医疗设备产品的机加工车间发现，待加工的直径为

100mm 的圆钢上无任何标识。工段长解释说："领料时，我们看到了该圆钢的标识，但车间按定额使用只需要其中的一部分，下料后有标识的另一部分就留给了库房，所以车间使用的这部分材料的标识就不存在了，但肯定是合格的。"

【例2】审核员在仓库检查时看到货架上存放的十几箱产品上挂着"待检"的标识，便问库管员："这批产品是什么时候生产的？"库管员查了一下记录说："这是半个月以前生产的。"审核员又问："为什么这么长时间还没有检验呢？"库管员回答说："我也不知道，那段时间我因生病请了几天假，那几天的工作都是由生产科小张代我负责的。"审核员打电话问生产科小张，小张想了一下回答说："这批货送来后第三天就检验完毕了，都是合格品。因为当时我比较忙，就忘了把标识更换过来。"

【例3】行政监管部门到某工厂生产车间现场检查，看到其采用各种颜色的塑料周转箱存放不同检验状态的产品，绿箱装合格品，红箱装不合格品，白箱装待检品，黄箱装已检待判品。检查人员看见车间的一个角落里有一个绿箱，里面装有一些零件，车间主任解释说："这里装的是每次生产剩余的零件，以备缺件时随时补上。"检查人员问："这些零件都是合格的吗？"车间主任说："那不一定，待需要补齐缺件数量时，再进行检验也来得及。"

3. 分析

例1：车间领料时将有标识的一段圆钢留给了库房，导致领取的原料没有标识，不能对原料进行有效识别；标识是对原料控制的一种手段和措施，车间在领料时应将原标识内容复制一份到领取的原料上或采取其他适当方法进行区分，以保持原料的标识清晰，防止误用。

例2：该案例是因为工作人员工作忙而忘记将产品的状态标识由待检换成合格，造成产品的状态错误，可能耽误产品的转序，造成一定的经济损失。企业应在产品实现的全过程中，使用适于产品方式且及时有效地进行标识，而不是以各种客观理由来推脱对标识控制的责任。这种惰性行为是造成产品质量风险的重要因素。

例3：生产车间角落里的这些零件应放置在白色塑料箱中，以表明是待检品，在补缺时应进行检验。放在绿色箱中表示是合格品，这些产品应当全部是合格的。如果绿色箱中存放的不全是合格品，就容易产生误导，并发生错误使用的问题。

二十五、可追溯性

（一）GB/T 42061—2022 标准条款

7.5.9　可追溯性

7.5.9.1　总则

组织应将可追溯性程序形成文件。这些程序应依据适用的法规要求规定可追溯性的范围和程度以及拟保留的记录（见4.2.5）。

（二）标准条文理解

（1）为确保医疗器械产品的安全性和有效性，必须保持产品的可追溯性。

医疗器械可追溯性的作用和目的是利于行政监管、落实制造商的产品安全责任、查找不良事件原因、发布忠告性通知、采取纠正和预防措施、妥善解决医疗事故等问题，同时也有利于制造商的自我保护。

（2）组织应建立对可追溯性要求形成文件的程序，在产品实现的全过程中对产品可追溯的范围、程序、程度和所要求的记录做出规定。可追溯性通常涉及医疗器械：

——所使用的原辅材料、元器件的来源、型号、供方、制造商；

——加工过程的历史、关键工序、特殊过程、检验和试验记录；

——产品交付后的分布和场所，包括植入器械的患者。

（3）医疗器械可追溯性的范围和程度由相关法规或组织自己决定。确定追溯范围和程度时应考虑医疗器械的预期用途、使用环境和器械本身所具有的风险程度。

（4）实现可追溯性的方法是通过产品标识和记录，用于可追溯性的标识必须是唯一的。企业可以通过生产日期、产品批号或序列号、电子标示等方式对产品进行两个方向的追溯：向后可追溯到顾客和产品的使用者，如患者或医疗机构；向前可追溯到制造过程中使用的原材料、组件、环境、过程。在整个生产和仓储过程中要确保满足可追溯性的要求，直至产品离开组织的生产场地。在有可追溯性要求的场合，组织应控制和记录产品的唯一性标识，可用设备序号、生产批号、灭菌批号、生产日期等表示。

（5）ISO 10007 标准对采用技术状态管理作为一种保持标识和可追溯性的方法提供了补充信息。

（三）相关案例和分析

1. 概述

本条款要求医疗器械组织应建立程序文件，对需要进行追溯的场合实施追溯。可追溯性是一种能力，即追溯所考虑对象的历史、应用情况或所处场所的能力。在有可追溯性要求的场合，组织应控制和记录产品的唯一性标识。通过最终产品的唯一性编号/批号标识，根据产品记录向前可以追溯到第一收货人、经销商、医疗机构、使用者或患者；向后可以追溯到产品制造过程的元器件、原辅材料、生产设备、操作人员、检验人员、批准人员。必要时包括与产品有关的环境要求。

2. 案例

【例1】审核员在某电子血压计生产企业审核时，发现该企业的程序文件规定"追溯路径为：产品合格证—随工单—领料单"。审核员看到企业的随工单上只有产品型号、生产日期，没有生产批号。于是询问生产科长："这样的追溯是否能起到追溯的效果，如果从销售端追溯到过程呢？"生产科长说："不能完全追到，只能靠推测来查找、排除。"审核员问："如果把生产批号填入随工单中，是否就可以做到呢？"生产科长回答说："这样当然可以了。"

【例2】审核员在某植入性医疗器械生产企业审核以无菌状态提供的骨科植入项产品的可追溯性时，看到企业的程序文件规定"灭菌过程属于特殊过程，需要追溯到供应商的生产/灭菌批次"。审核员要求企业提供相关的灭菌记录，质量部经理说："没有记录，因为灭菌过程不是我们进行的，而是由外部供应商执行的。"审核员问："以无菌状态提供的骨科植入项产品的灭菌过程是否是一个特殊过程？"质量部经理回答说："是的，其灭菌的效果会直接影响到产品的质量和临床使用的风险。"

3. 分析

【例1】血压计属于医用电子产品，应保持产品的唯一性标识。生产批号/序列号可以作为一批产品中的唯一性标识，并能起到承上启下的作用。企业应完善可追溯性的控制要求，确保其唯一性并填写在随工单中，以实现可追溯性要求。

【例2】医疗器械灭菌是特殊过程，企业应保存灭菌过程记录，以满足灭菌过程的可追溯性要求。以无菌状态提供的骨科植入性产品，应保留每一灭菌批次的灭菌过程参数记录。产品的灭菌过程，不论是由企业内部完成，还是委托外部完成，企业都必须保留灭菌过程的参数记录，为后续的追溯提供证据。

二十六、植入性医疗器械的专用要求

（一）GB/T 42061—2022 标准条款

7.5.9.2 植入性医疗器械的专用要求

如果所使用的组件、材料和工作环境条件等因素可能导致医疗器械不满足其规定的安全和性能要求，可追溯性所要求的记录应包括这些相关因素的记录。

组织应要求提供流通服务的供方或经销商保留医疗器械的流通记录以便追溯，若检查需要，可获得这些记录。

应保留货运包装收件人的名字和地址的记录（见4.2.5）。

（二）标准条文理解

（1）因植入性医疗器械在临床使用环节中是不可检测的。对这类产品建立和保持可追溯性系统更是十分必要的。通过追溯，可以准确地识别出后期发生故障的植入物，或一些在后期已经表明不适宜的过程控制。另外，可追溯性系统还可避免植入性器械不必要的取出。对于具有较高风险的植入物，法规要求除组织的生产场地外，可能还有超出组织控制范围的附加追溯要求。对于这些要求，组织应在质量管理体系中适当地加以考虑。如对动物源性材料、同种异体材料的追溯控制。

（2）植入性产品从生产源头到最终成品都可以采用产品序列号、生产日期、批代码、生产批号等作为唯一性标识，组织可以通过这些标识实现可追溯性。对于操作人员的变更、原材料的改变、工装器具的更改、加工方法的更改、新的或不同设备的启用等可能要求有单独的标识。

（3）可追溯性标识应当出现在适用的检验和贮存记录上。某些情况下，可追溯性要求应记录医疗器械加工或交付每一阶段所涉及的具体人员身份，以及完成连续作业人员的顺序等，这些环节都要满足可追溯性要求。例如，在有系列编号的文件上通过签名来实现人员身份的记录，则每一个人员身份的证据应当可追溯。

（4）组织应要求其经销商或代理商以及相关服务商保存植入性医疗器械的经销记录，货运包装收件人的姓名和地址也应记录并予以保留，当相关的检查需要时，可以获得此类追溯记录。

（三）相关案例和分析

1. 概述

基于植入性医疗器械产品使用过程中的不可监测性和高风险性，企业需要对产品的整个寿命周期进行控制，并保留可追溯性的证据。但在实际生产及销售中企业往往只考虑到控制本身内部的自我因素，而忽视了对外部经销商及代理商的管理控制。

2. 案例

【例1】审核员在心脏起搏器生产企业审核可追溯系统时，查看了企业提供的一份追溯记录，发现心脏起搏器的部件起搏导管只有进料检验记录。审核员问："导管加工过程的追溯记录呢？"在场的企业负责人说："导管是供应商提供的，我们只需要确保来料检验符合要求就可以了，不管其他过程。"

【例2】在审核骨科植入物生产企业的可追溯系统时，审核员要求企业提供经销商对每批产品的销售情况。企业负责人说："我们没有经销商销售情况记录。"审核员问："可以找经销商提供。"企业负责人说："经销商也没有这个记录，他们只管卖，不会做记录的。"

3. 分析

【例1】起搏导管是心脏起搏器的重要组件，虽然其是由供应商提供的，但是企业也必须保留其完整的追溯记录，包括生产加工过程记录，以便掌握和了解起搏导管在生产过程中的变异情况，控制和预防产品的风险。

【例2】针对植入性医疗器械生产企业，销售部门应了解产品销售的去向，特别是当某些产品发生不良事件时，能够快速地了解并监测到所有使用者的情况。为此，生产企业在与经销商签订营销协议时，应明确要求经销商保持经销记录，以实现可追溯性。

二十七、顾客财产

（一）GB/T 42061—2022 标准条款

7.5.10　顾客财产

若顾客财产在组织控制下或由组织使用，对组织使用的或构成产品一部分的顾客财产，组织应予以识别、验证、保护和防护。若任何顾客财产发生丢失、损坏或发现不适用情况，组织应向顾客报告并保留记录（见 4.2.5）。

（二）标准条文理解

（1）组织应识别在组织控制下的与顾客相关的财产和其他资产，以便保护顾客财产的价值。这些财产包括：

——由顾客提供并用于顾客产品的原材料或部件，包括包装材料；

——用于维修、维护和升级的产品；

——用于进一步加工的产品，如待包装、待灭菌或待测试的产品；

——以顾客名义提供的服务（如将顾客财产转移到第三方）；

——顾客知识产权、来图加工的产品图样，包括产品规范、标签标识、技术图纸和产品专利等信息。

（2）当组织将顾客财产提供给外部服务的组织，等待后续的进一步加工时，如仓储和外包灭菌，组织也应负有责任保护顾客财产。

（3）组织应对顾客财产进行识别，并在接受时验证，认真保护和维护，若发生丢失、损坏或发现不适用时，应及时向顾客报告，商定解决办法并保持记录。

（4）组织在没有顾客财产产生时可以删减本条款，但是要认真分析组织运作的实际情况，不能简单地加以否定，要考虑可能返回组织维修的顾客产品和为用户定制的产品也应视为顾客财产。

（5）本条款注明：顾客财产还包括知识产权和保密的健康信息。这里可以理解为返回组织维修的医疗设备中所保存的最终使用者的健康信息和为顾客定制产品最终使用者的健康信息。

（三）相关案例和分析

1. 概述

很多企业对顾客财产的识别并不是很清晰。何为顾客财产，顾客财产到底又该如何管理，这对于有形的产品比较容易区分，而对于无形的产品，企业则比较难以界定，如知识产权类、顾客健康信息类等。

2. 案例

【例1】某配件生产工厂为某国外公司提供多种医疗器械部件，这些产品图纸及主要工艺文件都是由国外公司提供。半年后，工厂因生产结构调整，无法满足国外公司的需求，在未经国外公司许可的情况下，将其中某些部件转包给另一专业工厂生产，同时也把国外公司的产品图纸、工艺文件全部转交给该专业工厂。

【例2】审核员在某软件测序公司检查顾客财产时问："顾客使用你们的软件时填写的个人信息及测试完成后的基因数据，你们是如何管理的？"企业负责人说："这些数据我们的数据库里会有，但是不做管理。"审核员问："这些属于顾客财产，怎么不做监管和授权呢？"企业负责人说："这是客户在使用后生成的，会自动存入数据库，经过仪器分析完成后，就保留在里面了。"

3. 分析

【例1】顾客提供的产品图纸和工艺文件属于顾客的知识产权，若发生转移则必须得到顾客许可或顾客指派并以顾客的名义去完成。

【例2】顾客的个人信息及基因组数据属于顾客保密的健康信息，也属于顾客财产的一部分，企业在进行软件测序时需要做好监控措施，以防止信息的丢失。

二十八、产品防护

（一）GB/T 42061—2022 标准条款

7.5.11　产品防护

在产品的加工、贮存、处置和流通期间，组织应将为产品符合要求提供防护的程序形成文件。防护应适用于医疗器械的组成部分。

在产品的加工、贮存、处置和流通期间，当其暴露于预期条件和危险时，组织应通过以下方式防止产品发生变化、污染或损坏：

a）设计和制作适当的包装和货运包装箱；

b）如果包装本身不能提供防护，将所需的特殊条件要求形成文件。

如要求特殊条件，其应受控并予以记录（见4.2.5）。

（二）标准条文理解

（1）产品防护的对象包括采购进货产品、过程产品和最终产品。组织应考虑产品在实现过程中的加工、贮存、处置和交付的各种方式和可能遇到的各种环境条件的差异。

（2）产品防护可能涉及以下工作内容：

——标识：包括必要的包装标识，表明产品特性和防护要求，外包装的标识可能还涉及法规要求的内容。

——搬运：针对不同产品，采用适宜的搬运车辆、运输设施、运输方法和工位器具，以防止产品损坏、变质或特性降低。

——包装：医疗器械的包装方式是设计开发输出的一部分，应按产品防护需要采用适宜的包装材料。设计医疗器械包装既是为了满足对产品的防护要求，也是一项满足法规要求的重要技术基础工作。

——贮存：规定专门的贮存场地或仓库，防止各类产品在贮存期间的损坏、变质。应对贮存环境条件、贮存期限、贮存方式、收发方法和有其他特殊要求的产品做出规定，确保环境与安全满足产品贮存要求，并要定期检查库存产品状态。

——防护：对组织生产过程中转序的产品，所有过程都要有相应的防护措施，保护产品的质量特性，包括产品精度、外观、功能、材质、数量及随附各种标识不得损坏或丢失。

——交付：组织在产品到达合同或协议指定的交付地点时，都应确保产品的完好状态。

（3）组织搬运产品的方法需要考虑选择适宜的设备。因此，有必要在搬运和贮存过程中，防止由于振动、冲击、磨损、腐蚀、温度波动、静电放电、辐射或其他条件引起的损害、破坏和污染。对搬运设备的维护也是应考虑的一个因素。

（4）产品的包装材料、包装标记、包装过程等，在贮存和转运到使用地点前应能为产品提供足够的保护，以防止其受损害、破坏和污染。

（5）组织应提供适宜的贮存设施，不仅要考虑物理安全，还要考虑环境条件，如温度和湿度要求。适当时，在贮存过程中进行定期检查以发现可能的损坏。

（6）组织应建立和保持的防护措施包括：

——医疗设备的灭菌条件；

——半导体的防尘和防静电条件；

——温度/湿度的控制和卫生条件；

——易碎产品的保护。

（三）相关案例和分析

1. 概述

企业应根据产品质量特性制定产品防护要求，在实施产品的搬运、包装、贮存、防护和保护全过程中以及在产品整个寿命周期内，防止材料、半成品、成品的损坏。但是在实际运行过程中，通常会为了降低成本，忽略产品本身的质量特性要求，采取不适宜的方法去贮存、搬运、防护等，从而导致产品质量受到损害。

2. 案例

【例1】某体外诊断试剂产品要求保存温度为2～8℃。审核员在成品库看到工人正在对产品包装箱进行捆扎，准备外运。审核员问："在运输途中如何保证温度为2～8℃呢？"销售科长说："我们在包装箱内都放置了冰袋，以保持温度。"审核员问："冰袋的有效期限是多长时间？"销售科长说："三天左右吧。"审核员问："运输时间需要几天？"销售科长说："根据路途远近不同，近的地方一天能到，远的地方可能要一周左右。"审核员问："远的地方为什么不采用空运呢？"销售科长说："运输成本太高，我们承受不了。"审核员又问："公司的这些规定是否形成文件？"销售科长回答说："没有，我们是按照以往的惯例执行的。"

【例2】审核员在电子血压计仓库发现，本月刚到货的100箱电池已发出，而库存的电池是两个月前采购入库的。保管员说："因为都是一个品牌的，就把靠仓库门口的电池发出去了。"审核员看到《仓库管理制度》中规定，电池的贮存期限为6个月，为确保电池的贮存期限和有效使用，仓库进出货应实行"先进先出"原则。

3. 分析

例1：企业应依据产品的质量特性，确定产品的防护要求并形成文件，不能仅仅从运输成本方面去考虑，而忽略存在的产品质量隐患。

例2：对产品提出的防护要求是基于产品质量特性而制定的，执行者不能依据所谓的方便，而忽视了产品质量要求以及公司的管理规定。

二十九、监视和测量装置的控制

（一）GB/T 42061—2022 标准条款

7.6　监视和测量设备的控制

组织应确定需实施的监视和测量以及所需的监视和测量设备，为产品符合确定的要求提供证据。

组织应建立程序并形成文件，以确保监视和测量活动可行并以与监视和测量要求相一致的方式实施。

为确保结果有效，必要时，测量设备应：

a）对照能溯源到国际或国家标准的测量标准，按照规定的时间间隔或在使用前进行校准和（或）检定，当不存在上述标准时，应记录校准或验证依据（见4.2.5）；

b）予以调整或必要的再调整；应记录这种调整或再调整（见4.2.5）；

c）具有标识，以确定其校准状态；

d）予以防护，防止由于调整使测量结果失效；

e）予以保护，防止处置、维护和贮存期间的损坏和衰减。

组织应按照形成文件的程序执行校准或检定。

此外，当发现设备不符合要求时，组织应对以往测量结果的有效性进行评估和记录。组织应对该设备和任何受影响的产品采取适当的措施。

应保留校准和检定（验证）结果的记录（见4.2.5）。

组织应将用于监视和测量要求的计算机软件应用的确认程序形成文件。此类软件的应用在首次使用前应予以确认，适当时，此类软件或其应用更改后也应予以确认。有关软件确认和再确认相关的特定方法和活动应与软件使用有关的风险（包括对产品符合规范的能力的影响）相适应。

应保留确认的结果和结论以及确认所采取的必要措施的记录（见4.2.4和4.2.5）。

注：更多信息见GB/T 19022。

（二）标准条文理解

（1）监视和测量的相关定义理解：

——监视：是指采用适宜的监视设备，对生产和服务提供过程进行观察，评审这种过程是否处于正常状态。

——测量：是指为测定量值的一组操作，需要通过测量提供数据。

——检定：是指获得授权且具有相应资质的计量检测部门为确定或证实测量器具完全满足检定规程的要求而做的对测量器具的检查和评定工作。

——校准：是为确保量值准确的活动，确定测量示值与被测量的已知值之间关系的技术操作。

（2）组织应识别产品实现过程中需要对哪些产品特性和过程状态进行监视和测量，并提供监视和测量设备，以证实产品和过程符合规定的要求。所有用于证实产品质量特性和过程状态的监视和测量设备，包括用于生产、检验、维修的监视和测量设备，不论是外购的标准量具、量仪，还是自制的专用量具以及测量软件都应列入。

（3）组织应编制监视和测量设备控制的程序文件，对管理职责、资源、控制范围、控制流程做出规定。监视和测量设备的控制方法应确保监视和测量活动的实施，并且确保与监视和测量活动的要求保持一致。

——按规定的时间间隔进行校准或检定，应在使用前对新购置的监视和测量设备进行校准或检定。校准和检定在技术目的上是相似的，但前者是按一定规程的技术操作，后者则是政府监管或授权机构的依法活动。医疗器械制造商若因规模和能力原因，可以把校准活动外包给有资质的计量监测部门进行。

——不论是校准或检定都应依据量值传递的原则，溯源到国家或国际的测量基准。当不存在上述标准时，组织应策划采取适当的方法以达到校准或检定的目的，并按策划的安排实施。保持校准或检定的依据和结果的记录。

——若监视和测量设备在使用前需要进行必要的调整，要注意防止不正确的调整，避免测量失准。必要时应进行再调整。

——对监视和测量设备应标贴或附有校准状态，以标示已经过校准并在有效期内。对于暂时停用或封存的监视和测量设备也应有相应的标识。

——监视和测量设备在搬运、维护和贮存期间应防止损坏和失效。

（4）若发现监视和测量设备失准，即使是在校准有效期内，也应对以往的测量结果进行确认，必要时对设备和被测产品采取措施，并保持记录。

（5）用于监视和测量的计算机软件，在初次使用前或其应用变更后要进行确认，以确保满足预期用途的能力，必要时应再确认。软件应用确认和再确认的特定方法和活动应与软件使用有关的风险相适应。包括用于下列目的的软件：

——控制仪器的校准过程；

——依据过程中得出的数据，确定仪器控制和校准状态；

——如果说明书、校准标签或其他文件中没有设备的校准计划，则应制定设备的校准计划。

（6）对于不影响监视和测量结果的设备，组织根据实际情况，可以不做周期校准。但应在有关文件中做出规定。这些设备包括：

——仅用于提供指示参数的仪器仪表，如不用于制造过程控制，而仅用于确定管路压力的压力测量计，或安装在灭火器或供水设备上的压力计；

——与管理事务相关的仪器仪表，如控制工作时间的钟表、控制操作人员舒适度的自动温度调节器；

——不用于过程控制，随附在过程设备上的仪器仪表。

（7）一些要求进行初始校准和验证的监视和测量设备，可以不包含在控制范围内，如：

——水银温度计；

——钢板直尺；

——暴露在不影响其原校准过程环境中的监视和测量设备，如实验室用于测量体积的玻璃器具。

（三）相关案例和分析

1. 概述

测量系统对实现产品质量目标和控制不正确测量结果的风险非常重要，有效的测量系统能保证测量过程适应预期的用途。企业应根据测量活动的类型、设备的预期用途，识别公司所拥有的监视和测量设备，并定期对监视和测量设备进行校准或检定。在实际运行过程中，常见的问题是企业没有能力正确地识别需要监视和测量的过程、不能按照校准检定计划实施，校准或检定后未进行确认，实施的有效性未能得到控制。

2. 案例

【例1】审核员在某生产心电图机工厂审核时发现，工厂从国外进口了一台综合参数测量仪，出厂日期为2020年8月，该仪器在出厂时进行过一次校准。按照仪器说明书规定，该校准数据的有效期为1年。现在已是2022年8月了，但这台仪器未进行过再校准。检验科长说："这台测量仪装置太复杂，问了省、市计量测试所都无法校准，我们也没有办法。因为生产不能停，所以只能继续使用，但产品质量也没发生过大的问题。"

【例2】在审核一次性无菌注射器生产洁净车间监视和测量设备时，审核员要求提供车间的监控装置台账和校准记录。工程师说："没有台账，但有校准记录。"随即取来了测量注塑件外形用的卡尺和称量用的电子秤校准记录，都符合要求。审核员问车间的空气压差表是否校准时，工程师说："这不是验证产品质量的，只是用来测量洁净车间空气压差的大小，不需要校准，如果坏了只要及时修好就行了。"

【例3】审核员在某企业现场检查时发现，该公司自制的部分产品专用量具无校准记录，负责人解释说："国家法定检定机构都无法校准，我们企业也没有办法。"

【例4】2023年1月10日，审核员查看某公司的计量器具周期检定计划表时发现，编号为FP-04-01的压力计（自校），计划校准日期是2022年3月6日，但是该公司未能提供2022年度自校记录，且无压力计的自校规程。

3. 分析

例1：监视与测量设备的有效性直接决定了被测产品的符合性，企业应按照规定的时间间隔实施设备的校准或检定，以确保其有效性；针对超期未进行校准或检定的监视与测量设备，是无法证明其符合性、有效性的，企业应立即停止使用。针对无溯源标准的监视与测量设备，企业也应制定校准或检定规程，并保存记录。

例2：监视是指采用适宜的监视设备，对生产和服务提供过程进行观察，评审这种过程是否处于正常状态，包括与生产和服务过程有关的人员、机器、材料、方法、环境等因素的观察，而不只是局限于产品。洁净车间的空气压差表用于监控空气压差的高低，属于环境监测装置，同样要定期进行校准，以保证洁净车间环境符合相关标准的要求。

例3：国家法定检定机构通常是无法校准企业自制的专用计量量具的。公司可以寻找其他有资质的第三方机构，或自制专用计量器具校准规程，反向证明自制专用计量器具的量程符合产品的检测要求。

例4：企业应按照自校检具周期检定计划表规定的时间，对压力计进行自校，如果需要编制自校规程，则应按照自校规程执行，并保存自校记录。

第五节　测量、分析和改进

组织要不断加强对产品质量的监视、测量、分析和改进活动。为证实产品质量的符合性，应不断收集顾客反馈信息，开展内部质量体系审核，对质量体系过程和产品质量进行有效的监视和测量，运用数据分析和统计技术的工具和方法，加强对不合格品的控制，实施纠正或预防措施，不断改进和完善组织内部的管理机制，以提升企业的创新发展水平和市场竞争能力。

一、总则

（一）GB/T 42061—2022 标准条款

8　测量、分析和改进

8.1　总则

组织应策划并实施所需的监视、测量、分析和改进过程以：

　a) 证实产品的符合性；

　b) 确保质量管理体系的符合性；

　c) 保持质量管理体系的有效性。

这应包括对统计技术在内的适当方法及其使用程度的确定。

（二）标准条文理解

（1）组织应策划对产品、过程、体系的符合性和保持质量管理体系有效性方面的监视、测量、分析和改进活动，并确定这些活动的项目、方法、频次和必要的记录等内容，按策划的安排实施。本条款要求的监视、测量、分析和改进过程也包括对所需适用的统计技术在内的方法及其应用程度的确定。

（2）统计技术是以概率论为基础的应用数学的一个分支，是研究随机现象中确定统计规律的学科。统计技术包括统计推断和统计控制两大内容：

——统计推断：是指通过对样本数据的统计计算和分析，预测尚未发生的事件和对总体质量水平进行推断，如 GB 2828.1 标准就是统计推断方法的典型应用。

——统计控制：是指通过对样本数据的统计计算和分析，采取措施消除过程中的异常因素，以保证质量特性的分布基本保持不变，即达到持续稳定的受控状态。如运用控制图法在质量管理过程中评价工序或产品质量的稳定性。

（3）统计技术的使用可以为组织带来收益，其内容包括数据收集、分析和应用。统计技术对于证实过程能力和产品符合规定要求非常重要，可以帮助确定获得何种数据及充分利用数据，以更好地理解顾客的要求和期望。统计技术可用于以下方面：

——产品和过程设计；

——过程控制；

——避免发生不合格；

——问题的原因分析；

——风险的确定；

——根本原因的研究；

——建立产品和过程限制条件，允差范围；

——提供早期预警；

——产品和过程验证及确认；

——质量特性的测量和评价。

（4）在统计技术中可以采用下列方法实现上述目的：

——图表法（直方图、顺序表、散布图、排列图、因果图等）能够帮助企业诊断问题和提出适当的计算方法，以便进行进一步的统计分析；

——用于硬件、软件、流程性材料和服务等各种类型产品的监控和过程测量的统计控制图；

——用于确定对过程和产品性能有显著影响的备选变量，并确定其量化效应的试验设计；

——在过程运作条件或产品设计更改时对过程或产品特性提供量化模型的回归分析；

——抽样和接收方法；

——检验和试验的统计方法。

（5）当法规有要求时，组织应对统计技术的适用性进行选择和实施，对收集的数据进行分析评价，并将结果报告有关职能部门，以便采取必要的改进措施。应用统计技术所得到的结果数据可能是证实产品满足质量要求的有效证据，亦可作为质量记录。

注：关于统计技术的应用可以参考 ISO/TR 10017 用于 ISO 9001:2008 的统计技术指南。

（三）相关案例和分析

1. 概述

组织应根据产品的复杂程度、风险高低、企业规模等情况，结合国家法律法规和标准的要求，识别测量、分析和改进的对象、方法和时机，确定相关统计技术的应用，以保证有效地监控产品的符合性和质量体系运行的符合性、有效性，并采用适当的统计分析方法为质量体系的改进提供相关数据。

2. 案例

【例1】某生产麻醉呼吸机的工厂的进料检验规范要求：对每种元器件和配件，若低于 10 个采取 100% 全检，若多于 10 个按 10% 实施抽样检验，但不少于 10 个。审核员问检验人员："怎么判断检验是否合格，这个检验规则又是依据什么标准制定的？"检验人员回答说："没有什么具体规定，一般都是抽样合格就算全部合格。"

【例2】某企业文件要求采用因果图对生产过程的质量问题进行分析，审核员要求质量部经理提供近期对质量问题分析的因果图时，质量部经理说："我们公司的生产过程并不复杂，若有什么质量问题都一目了然，根本不需要用因果图来查找问题的原因。"

3. 分析

例1：该企业没有参考相关国家标准制定合理的抽样检验方案，也没有设置不合格品的判定规则，不能有效地对产品进货检验过程进行监控。企业应根据产品实际的风险程度设置合理的抽样检验方案，或直接采用国家颁布的抽样检验标准，如 GB/T 2828、GB/T 2829、GB/T 6378 等。如果是企业制定的内部抽样方案，则应不低于国家或行业标准的要求。

例2：该企业文件要求对质量问题采用因果图进行分析，但质量部经理认为生产过程简单，没有采用因果图对生产过程发生的质量问题进行分析，致使形成策划的要求和实际运行不一致。企业应根据生产过程实际情况合理选择和应用统计技术，以利于质量问题或事故原因的分析，并通过相关统计分析的方法获得有效的统计数据，为产品质量或质量体系的改进提供客观证据。

二、反馈

（一）GB/T 42061—2022 标准条款

8.2　监视和测量

8.2.1　反馈

作为对质量管理体系有效性的一种测量，组织应收集和监视组织是否满足顾客要求的相关信息，并应将获取和利用这种信息的方法形成文件。

组织应将反馈过程的程序形成文件。该反馈过程应包括从生产和生产后活动收集数据的规定。

从反馈过程中收集的信息应用作为监视和保持产品要求的风险管理的潜在输入以及产品实现或改进过程的潜在输入。

如果适用的法规要求组织从生产后活动获取特定经验，则对该经验的评审应构成反馈过程的一部分。

（二）标准条文理解

（1）组织的各级管理者应充分认识到有许多方法可以获取与顾客相关信息的来源，这些信息有助于提高医疗器械产品质量和服务质量。组织应建立程序文件，识别与这类有关信息的来源，有效地收集、分析和应用这些信息并监视质量问题，以满足顾客和法规的要求。

（2）证实顾客要求是否得到满足的有关信息包括但不限于：

——对顾客和使用者的调查结果；

——关于医疗器械产品要求的反馈；

——顾客的投诉/抱怨；

——顾客要求和合同信息；

——与监管机构进行有关法规符合性的沟通；

——同行业领域的研究资料和各种媒体的刊物、报告；

——服务交付过程中提供的资料。

（3）日常情况下，企业在生产和服务过程中会收到内部或外部的反馈数据，包括产品的原材料采购过程、生产过程、贮存过程、检测过程和安装服务过程等，都可能形成反馈数据。

（4）组织可采用警戒系统或对上市后产品的跟踪监督，作为质量问题早期报警的一部分。

（5）组织应对收集到的书面、口头、内部和外部来源的各种信息进行统计分析，识别问题的原因，确定反馈信息可能涉及的风险因素，提出对应的产品生产过程，或维护过程需要采取的改进或预防措施，并加以实施和改进。

（6）生产和生产后的活动可以阐明以前没有预测到的危险或调整对伤害发生概率和严重程度的估计。这与收集到的信息和对医疗器械受益/风险的影响有关。

注：关于警戒和上市后监督体系的相关信息也可以从许多管理机构的网站上获得。

（三）相关案例和分析

1. 概述

组织应建立反馈系统的管理文件，形成应对市场的反馈机制，通过各种方式和相关渠道收集市场和顾客的反馈信息，包括：顾客的建议、抱怨、投诉信息的收集；产品销售市场、出口到所在国家或地区政府行政监管机构的信息收集；相关媒体或公共刊物发表的与公司或产品有关的信息收集；上市后产品进行临床调查的信息收集等。组织应对收集的信息进行汇总和分析，必要时采取相应的纠正或预防措施，并将处理结果反馈给顾客。

2. 案例

【例1】审核员在某心电监护仪生产企业发现，该企业的反馈系统管理文件要求通过市场调查或网络渠道等收集客户反馈信息，但是却未能提供任何记录。销售经理说："公司生产的是常规产品，已经在市场上临床使用多年了，风险程度也很低，没有发生重大的顾客投诉或抱怨，对一般的顾客反馈信息也就没有保存记录。"

【例2】审核员在某生产无菌敷料的企业发现，某客户反馈该公司某一批次产品出现大量的包装破损问题，查看公司对客户反馈的处理记录，公司只是对该批次产品进行了换货处理，再无其他措施。审核员想追踪查阅公司的反馈系统管理文件，公司也未能提供。

3. 分析

例1：企业没有按照文件要求保存从各种渠道收集到的客户反馈信息记录。按照标准和法规要求，企业应对收集到的源于内部或外部的书面、口头等各种形式的反馈信息进行记录和统计分析，查找问题原因，确定需要采取的纠正或预防措施，并加以实施和改进。

例2：企业针对客户反馈进行了换货处理，但是并没有对该批次产品质量进行追溯性检查，找出发生问题的根本原因。公司应建立反馈系统，并形成文件规定，明确对顾客反馈信息的处理要求，针对客户的反馈信息进行原因分析，采取相应的纠正或预防措施。

三、投诉处置

（一）GB/T 42061—2022 标准条款

8.2.2 投诉处置

组织应按照适用的法规要求将及时处置投诉的程序形成文件。

这些程序应包括对以下方面的最低要求和职责：

a）接收和记录信息；

b）评价信息以确定反馈是否构成投诉；

c）调查投诉；

d）确定是否需要向适当的监管机构报告信息；

e）处置与投诉有关的产品；

f）确定是否需要启动纠正或纠正措施。

如果有任何投诉未经调查，应记录理由。应记录由投诉处置过程形成的任何纠正或纠正措施。

如果一项调查确定是组织外的活动导致了投诉，则应在组织和所涉及的外部方之间交换相关信息。

应保留投诉处置记录（见4.2.5）。

（二）标准条文理解

（1）组织应评价所收集到的任何与顾客有关的产品投诉。顾客的投诉和合理索赔要求是常见的外部反馈信息，对于这些外部反馈信息，可以采取纠正或纠正措施以防止问题再发生，或采取预防措施防止问题发生。

（2）组织可以将同一组织内的其他部门视为内部顾客。在这种情况下，内部投诉也应看作是顾客投诉，并要得到相应的处置。如果涉及不合格品，应按照本标准8.3条的要求进行处理。

（3）顾客投诉是组织实施改进的重要信息来源。在评价顾客投诉时，组织应考虑医疗器械是否：

——满足其规范要求；

——符合规范要求，但在使用中出现问题。

（4）组织应制定文件，从管理职责上明确负责处理顾客投诉的部门和岗位，协调对顾客投诉信息的收集和分析调查。顾客投诉和投诉管理系统应包括：

——规定处理顾客投诉的部门和岗位的职责。

——对顾客投诉进行分析调查和评审。

——形成记录并统计汇总，以便分析确定投诉的主要原因。

——隔离和处置顾客退回产品和库存中有缺陷的产品，要注意防止产品被污染。

——采取适当的纠正或纠正措施，消除类似问题。如果不需要采取纠正或纠正措施，应说明理由，且经批准并做好记录。

——对顾客做出书面回复，保持相关记录，并规定这些记录的保存期限。

——若因组织之外的原因构成顾客投诉，则应将有关信息传递至相关机构，进行双向沟通和交流，并进行有效协调，商定相应的处理办法。

——法规要求组织应关注产品上市后的使用情况，并将产品使用中的相关信息告知行政监管部门。

（5）对顾客的投诉经过调查和评价，其结果可能有几种情况：产品不合格，没有达到规范要求；产品符合规范要求，但顾客不满意，这种投诉可能是由产品设计缺陷所引起的；顾客使用不方便或无法正常使用，则可能是因为产品使用说明书内容不充分。

（6）对顾客投诉调查记录应有足够的证据表明组织已经对投诉进行了适当的评审，并要确定以下内容：

——确有医疗器械产品未能按规范要求进行；

——产品是否被用来治疗或诊断患者；

——是否涉及死亡、伤害或致病；

——所报告的事故或不良事件是否与医疗器械有关。

注："致病"和"伤害"通常由国家和地区的法规来定义。

（7）组织应保存一份完整的顾客投诉调查处理报告，其内容可包括：

——产品名称、规格型号；

——收到顾客投诉/投诉的日期；

——顾客投诉所采用的方式或接受渠道；

——投诉者的姓名、住址；

——造成问题的性质；

——调查的结果；

——所采取的纠正或纠正措施的执行；

——未采取措施的理由；

——对投诉人的答复；

——调查人/日期。

（8）组织在进行评审和更新风险管理活动时，应关注顾客投诉，并将产品生产上市后的信息或顾客反馈信息经评审后作为风险管理信息输入。

（三）相关案例和分析

1. 概述

组织应建立顾客反馈和投诉控制程序文件，保证顾客的投诉能够及时记录并传递到相关责任部门；需要对投诉信息进行分析和调查，找出投诉产生的根本原因及造成的危害和损失，并在必要时采取纠正或纠正措施，保证类似的投诉不再发生；组织应保留投诉过程中所有处理阶段的记录；如果不对顾客的投诉采取任何纠正措施，应得到授权处理的责任人批准并记录原因。

2. 案例

【例1】审核员在某公司市场部发现有一部分顾客投诉没有得到处理，其原因都是铁路运输过程导致产品损坏，市场部经理说："他们是铁老大，我们也没办法，只能跟顾客道歉，对损坏的产品该修的修，该换的换。"

【例2】审核员查看某B超设备生产企业销售部的投诉处理记录，发现记录的处理方式只有"不能处理"，问销售部经理为什么不能处理时，销售部经理说："是产品本身的设计缺陷，目前公司的技术水平不能解决此类问题。"

3. 分析

例1：本案例是运输供方的原因造成运输过程中产品损坏而导致客户投诉，公司只是对损坏的产品进行换货处理，并没有采取消除或减少类似事件发生的控制措施。针对这种情况，企业应当积极主动地采取相关纠正措施，如把客户投诉信息反馈给运输供方，要求改进；或更换运输供方、改善运输包装等。如果仍然不能解决，则应向管理层汇报并获得批准，保存不能改善的原因记录。

例2：企业销售部只将该投诉判定为不能处理，但是没有记录投诉产生的原因或投诉不能处理的原因。投诉处理人应对投诉产生的原因进行分析，并做好记录，同时转送给相关技术部门，以利于后续采取相应的改进措施。如果投诉不能处理，则需要说明不能处理的原因，并保证投诉记录的完整性。

四、向监管机构报告

（一）GB/T 42061—2022 标准条款

8.2.3　向监管机构报告

如果适用的法规要求将符合不良事件报告准则的投诉或发布的忠告性通知向监管机构报告，则组织应将向有关监管机构报告的程序形成文件。

应保留向监管机构报告的记录（见4.2.5）。

（二）标准条文理解

忠告性通知是为了确保医疗器械安全有效，对医疗器械进行纠正的通知。将不合格医疗器械从市场上撤回可以看作是"召回"。我国法规对医疗器械产品"召回"的定义为"医疗器械生产企业按照规定的程序对其已上市销售的某一类别、型号或者批次的存在缺陷的医疗器械产品，采取警示、检查、修理、重新标签、修改并完善说明书、软件更新、替换、收回、销毁等方式进行处理的行为"。

（1）组织应建立不良事件报告程序，跟踪产品销售所在国家和地区的不良事件报告准则的规定，明确对符合不良事件报告准则的事件发生时做出报告的职责，以便一旦出现涉及报告准则的不良事件，能够及时启动程序并在规定时限内做出报告。

（2）组织在医疗器械交付后发现疑似不良事件，应按照文件及国家和地区法规的要求进行跟踪处理，需要确定以下信息：

——对疑似不良事件进行分析，对危害程度和危害范围等进行分析和调查，确定是否为不良事件和不良事件的严重程度和影响范围。

——按照国家和地区法规或标准的要求，在规定的时限内填写相关记录并进行上报。

——对不良事件进行分析和处理，必要时可以发布忠告性通知或撤回产品。

——不良事件处理完成后应保存相关的处理记录，并按照国家和地区法规和标准的要求报告处理情况和相关的补充信息。

——如果国家和地区有不良事件的其他特别汇报要求时，则需要按照要求进行汇报。

（三）相关案例和分析

1. 概述

随着全球范围对已上市医疗器械的监管力度不断加大，医疗器械组织针对相关不良事件向监管机构报告的要求越来越严格，企业应结合国家和地区的法律法规要求，建立忠告性通知、产品召回、不良事件报告（警戒系统）或上市后监督等文件，保证上市后产品的安全性和风险的可控性，以符合行政监管机构颁布的法律法规要求。

2. 案例

【例1】某企业的产品不仅在国内销售，同时也在欧洲等国外区域销售。因某批次产品在欧洲发生了不良事件，按照欧盟法规要求，公司的欧盟代表上报给相应的欧盟公告机构，并采取了纠正/预防措施，以防止不良事件的再发生。但是，企业并未向国家药品监督管理部门报告该产品在欧洲境内发生的不良事件情况。

【例2】某企业在国家不良事件监管平台上连续收到医院使用方上报的数起不良事件报告案例，但是该企业未采取任何措施，从而导致监管机构的飞行检查。

3. 分析

例1：该不良事件发生在欧洲，企业虽然向欧盟机构报告了不良事件信息，但是没有向国内行政监督管理机构报告。由于企业的产品销售区域范围也包括国内市场，按照国家药品监督管理机构的要求，在境外上市的医疗器械产品若发生了不良事件，同样也需要按照不良事件报告原则向国家药品监督管理机构不良事件监控中心上报。

例2：该企业在连续收到产品不良事件报告时，应尽快进行相关的投诉调查，分析原因，确定风险程度和危害程度，并采取针对性的风险控制措施，且对措施的有效性进行验证。以上信息和相关证据需要上传至不良事件平台，由药品监督管理部门进行审评。

五、内部审核

（一）GB/T 42061—2022 标准条款

8.2.4　内部审核

组织应按策划的时间间隔进行内部审核以确定质量管理体系是否：

a）符合策划并形成文件的安排、本文件的要求以及组织所确定的质量管理体系要求和适用的法规要求。

b）得到有效实施与保持。

组织应建立程序并形成文件以说明对策划和实施审核以及记录和报告审核结果的职责和要求。

组织应策划审核方案，策划时应考虑拟审核的过程和区域的状况和重要性以及以往的审核结果。应规定并记录审核的准则、范围、时间间隔和方法（见4.2.5）。审核员的选择和审核的实施应确保审核过程客观公正。审核员不应审核自己的工作。

应保留审核和审核结果的记录（见4.2.5），包括过程、受审核区域和结论。

负责受审核区域的管理者应确保采取任何必要的纠正和纠正措施，应无不当拖延，以消除所发现的不合格及其原因。后续活动应包括验证所采取的措施并报告验证结果。

注：更多信息见GB/T 19011。

（二）标准条文理解

（1）组织应制定内部审核形成文件的程序，并规定以下方面的内容和要求：

——审核方案策划：规定审核准则，审核目的，审核涉及的产品、部门、活动区域及本标准条款删减的合理性、审核频次和审核方法等。

——审核人员职责：包括审核人员的职责和资格，审核人员应经过培训和资格认可，并与受审核对象无直接责任和管理关系，从而确保审核过程的客观性和公正性。

——审核实施过程：审核前应做好准备，包括组成审核组、编制检查表、记录审核结果；对审核中发现的不合格应形成书面报告，提交受审核区域的管理者，以采取相应的纠正措施。

——纠正措施实施和验证：受审核部门的负责人应针对不合格进行原因分析，举一反三，采取相应的纠正或纠正措施。审核组应对所采取的纠正或纠正措施进行跟踪验证，确保其有效性。

——保持后续验证结果记录，并向受审核方管理者报告。

（2）组织应策划内部审核方案，审核方案是指针对特定时间段策划并具有特定目标的一组（一次或多次）审核安排。审核方案的策划应根据拟审核过程、区域状况、重要性和以往审核结果安排审核频次、审核时间、审核进度和审核范围，通常每年至少进行一次完整的内部审核。

（3）组织应按策划的安排进行内部审核，通过开展内部审核发现体系运行过程中的不合格，并通过纠正或预防措施来提高质量管理体系的符合性和有效性。当质量管理体系有重大变化或发生重大不合格，或拟审核的过程复杂、区域较广、对质量管理体系的有效性和符合性影响较大时，应增加这些区域和活动的审核时间、审核频次和审核力度。

（4）对内部审核策划应具有一定的灵活性，以便在审核过程中基于发现和得到客观证据的原则，适当调整或改变审核重点。在编制审核计划时，应考虑被审核的范围，以及从顾客、行政监管机构或第三方组织等其他相关方输入的信息。

（5）内部审核包括质量管理体系审核和产品质量审核，质量管理体系审核的实施是通过对有关过程的评价进行的。组织应按照规定的时间间隔进行内部审核，以确定质量管理体系是否，正常情况下，每次审核的时间间隔不超过12个月：

——符合对产品实现的策划和安排；

——符合本标准的要求；

——符合组织按照所设定的目标而建立的质量管理体系要求；

——得到有效的实施和保持。

（6）除了定期进行内部审核之外，企业也可以为以下某种目的进行特殊的内部审核：

——如双方有建立合同关系的要求，对质量管理体系进行初次评价，验证质量管理体系是否持续满足规定要求并被实施；

——组织的职能或机构重组、程序修改、区域变更等；

——因不合格对产品的安全性、有效性、可靠性产生危害或怀疑产品受到危害；

——验证所要求的纠正措施是否已经实施，并持续保持其有效性。

（7）审核结果通常以书面报告的形式阐述并表明所发现的不足，应对审核报告中指出的不合格事项和要求采取的纠正措施及纠正措施完成的日期做出规定，以避免不适当的或无期限的拖延。审核组应就审核结果与受审核方进行沟通，且审核结果可以作为管理评审的输入。

（8）若采取一系列局部的、安排恰当的审核也可以达到一次全面的审核效果，则组织可以灵活地实施这样的审核，以对薄弱区域或其他相关区域给予一些特殊的或反复的关注。通常情况下，组织也可以将部分或全部的内部审核分包给第三方机构进行。

（三）相关案例和分析

1. 概述

企业应建立内部审核程序文件，策划年度审核方案，对内部审核的频次、过程、产品、区域、方法等进行规定，正常情况下每年应至少进行一次，若遇到特殊情况可以增加审核次数。针对每次审核，企业应制定具体的审核计划，审核计划应涉及质量管理体系的各个方面，包括审核目的、范围、依据、审核员、审核内容和审核时间的安排。审核过程中，应保存对各个部门的审核记录，最终形成审核报告。

内审员需要经过审核标准知识的培训，且不能审核自己部门的工作。对于审核过程中发现的不合格项，责任部门应采取纠正或纠正措施，保证不合格项得到及时纠正且不再发生。审核组应对纠正或纠正措施实施的有效性进行跟踪验证检查。

2. 案例

【例1】在某生产 X 光机公司管理者代表处，审核员查阅了最近一次内审记录，发现此次内审提出的不合格项共 25 项，其中 15 项由责任部门进行了原因分析，并采取了纠正措施且验证了其有效性，而另外 10 项未提供纠正措施的实施及其有效性的验证记录。

【例2】审核员查看某医疗器械公司的内审记录时发现，在年度审核方案、内审计划和内审记录中都缺少对公司最高管理层进行审核的安排和审核的记录。

【例3】2023 年 1 月 20 日，审核员在某企业查看内审策划安排以及公司上一次的内审资料时，发现是 2021 年 3 月 31 日—4 月 2 日进行的，已经超过了 12 个月。

3. 分析

例 1：某 X 光机生产公司内审发现 25 个不符合项，有 15 项已经针对不符合事实进行了原因分析，采取了纠正措施并验证了其有效性，而另有 10 项未提供纠正措施和有效性的验证记录。公司相关责任部门应对内审中提出的所有不符合项采取纠正措施，并针对纠正措施的效果进行验证，以保证不合格项得到纠正且不再发生。

例 2：公司的内审记录在年度审核方案、内审计划中都没有对最高管理层进行审核的安排和审核的记录。内审活动应包括质量管理体系涉及的各个方面，所有的审核安排和审核记录中必须包括对最高管理层进行审核的相关信息。

例 3：企业应按照审核方案策划的安排，在规定的时间内完成年度的内部审核。

六、过程的监视和测量

（一）GB/T 42061—2022 标准条款

8.2.5 过程的监视和测量

组织应采用适宜的方法对质量管理体系过程进行监视，并在适当时进行测量。这些方法应证实过程实现策划结果的能力。若未能实现策划结果，适当时，应采取纠正和纠正措施。

（二）标准条文理解

（1）质量管理体系所需的四大过程包括：管理职责；资源提供；产品实现；测量、分析和改进。对质量管理体系过程监测的目的是确保所有过程处于受控状态，并分析评价和改进这些过程，以保持质量管理体系的有效性，实现产品质量的符合性。组织应在策划阶段规定监视什么、何时监视、如何开展监视活动。应对监视和测量数据进行界定，以便对其实施进一步的分析。

（2）因每一个过程都可能影响产品质量，组织要采用适当的方法对这些过程进行监视和测量，评价过程的运作情况，证实过程是否保持其实现预期结果的能力。常用的质量管理体系监视和测量方法包括对质量管理体系过程的评价、质量体系审核、管理评审、日常监督检查、统计技术的应用等。组织应根据不同的过程情况，采用不同的监视和测量方法，并对每一过程明确输入、输出、活动及相关的资源需求，以确保过程的输出能够满足预期的目标。确定这种方法是否适宜的原则是：该方法能够发现过程运作是否正常，是否具备达到策划结果的能力。

（3）任何过程一般均由人员、设备、材料、方法、环境、时间、信息、成本等因素构成。过程质量是这些因素共同作用的结果。如果在监视和测量中发现过程未按照要求运作，或未能达到所策划的结果，或过程不具备达到策划结果的能力，组织应对这些过程进行分析。当发现某个因素对过程质量起决定性作用时，应对这些因素制定准则，加以管理，必要时采取纠正或纠正措施，以确保过程结果的符合性。监视、测量和分析使用的软件，不论是外部采购的还是用户自行开发的，都需要对预期用途进行确认。

（三）相关案例和分析

1. 概述

企业要根据产品的复杂程度和风险高低等因素策划与质量体系相关的各个过程的监视和测量方法，按照规定的监视和测量方法定期对质量体系进行监视和测量，并保持过程监控的相关记录；当监视和测量结果偏离质量体系的规定要求时，应及时进行原因分析，必要时采取纠正或预防措施对过程进行重新策划，或采取更加有效的监视和测量方法。

2. 案例

【例1】审核员检查某骨科植入物生产企业的质量目标时，发现该公司一共有12项质量目标，其中8项有完成情况的统计，这8项中有2项质量目标统计数据远远没有达到规定的要求，且无任何说明。另外4项质量目标则无统计、无记录。审核员问其原因时，管理者代表说："因为质量目标是几年前制定的，随着公司的发展，部分目标已经与公司的实际状况有差异，因这几项质量目标统计数据与目标值相差比较大，已失去了统计意义，所以就没有统计。"

【例2】审核员检查的某一医用监护仪的外壳注塑加工工序为企业的特殊过程，该企业也保持了部分注塑过程的记录。审核员查阅某一较长时间段注塑过程的统计数据记录时发现注塑质量不是很稳定，问技术部是什么原因时，技术部的人员说："曾经对注塑工序进行了测试，也对注塑工艺数据进行了分析，但发现记录的数据太简单，不能反映注塑过程的实际运作情况，也不能达到过程监控的要求，且此调试过程也比较长。"当审核员问生产经理时，生产经理说："技术部给的表格一直就设计不合理，很多数据没有足够的位置进行记录，我们已经记录了能够记录下来的数据。"

3. 分析

例1：该骨科植入物生产企业的12项质量目标有4项未统计、2项统计的数据与质量目标相差比较大，且无原因分析和任何采取措施的记录。企业的质量目标是前几年制定的，没有随着公司发展进行更新，已经不符合公司的实际状况。企业应根据实际情况及时评估质量目标，当发现与现行的实际情况不一致或存在偏差时，应及时调整质量目标，保证质量目标的合理性和有效性；并按照企业规定的频率对质量目标进行评价、统计和分析，必要时采取相应的纠正或预防措施，以消除或减少质量不达标的情况。

【例2】医用监护仪的外壳注塑工序质量不稳定，且技术部不能得到足够的过程监控数据对注塑过程进行工艺调整，而生产部由于技术部的表格设计问题不能有效地记录过程参数数据，这些问题归根结底是技术部没有对过程实施有效的策划，并确定有效的监视和测量手段，造成注塑过程数据缺失，使过程调整处于非受控状态。企业应该对过程的各个因素进行策划并实施，保证过程质量处于受控状态，当过程偏离策划的结果时，应及时采取纠正或预防措施，以保证过程的可控性。

七、产品的监视和测量

（一）GB/T 42061—2022 标准条款

8.2.6 *产品的监视和测量*

组织应对产品的特性进行监视和测量，以验证产品要求已得到满足。这种监视和测量应依据策划并形成文件的安排和形成文件的程序，在产品实现过程的适当阶段进行。

应保持符合接收准则的证据。应记录有权放行产品的人员的身份（见4.2.5）。适当时，记录应识别用于执行测量活动的检测设备。

在策划并形成文件的安排已圆满完成前不应放行产品和交付服务。

对于植入性医疗器械，组织应记录进行任何检验或试验的人员的身份。

（二）标准条文理解

（1）产品质量是设计和制造出来的，而不是检验出来的。在医疗器械的生产制造过程中，不能仅依靠检验把关来控制产品质量，而应通过对过程的控制来保证产品质量的符合性。但是，当过程能力并不足以保证产品质量时，采取一些适宜的监测方法则是一种必要的控制手段。

（2）产品的监视和测量范围包括采购产品、过程产品和最终产品。通过对其质量特性进行检验和试验，验证产品是否合格、是否满足规定的要求。组织在确定证实产品是否符合要求的测量方法时，要充分考虑法律法规和顾客的要求，并关注下列因素：

——根据产品特性，确定测量方法，选择适宜的测量设备、软件和工具，以及精确度的要求和所需的技能；

——在产品实现过程中，要确定适宜的测量点，应根据每一个测量点的测量特性，制定作业文件和接收准则；

——由顾客确定选择产品特性的观察或验证点；

——由监管机构完成或监督检验或试验要求；

——组织预期或顾客及监管机构要求，第三方机构完成的质量管理体系活动的时间安排和方式；

——对人员、材料、产品、过程和质量管理体系的鉴定；

——证实验证活动已经完成并被接收的最终检验结论；

——为证实产品的测量结果所形成的记录。

（3）产品监视和测量的记录应概括以下内容：

——标明所使用的检验/试验程序和修订状态；

——标明所使用的检验/试验设备；

——包括检验/试验数据；

——负责检验或试验人员的签名及日期；

——标明检验产品的数量和接收产品的数量；

——任何没有通过检验或试验的产品的处理情况，以及其没有通过的原因。

（4）组织提供的检验和试验记录应当便于对过程产品和最终产品是否满足质量要求进行评定。对于采购产品，可以按照 ISO 13485 标准中 7.4.3 条的规定进行验证。

（5）对有源植入性医疗器械或植入性医疗器械，应记录执行检验和试验人员的身份，包括姓名、职务和履行职责的日期等，以便于对事故开展调查和采取纠正或纠正措施，并保证满足可追溯性的要求。

（6）对产品检验和试验活动的要求应形成文件，通常包括检验项目、试验方法、接收和拒收准则，以及所用设备的详细说明。如果检验和试验活动是由供方或有潜在利益相关方人员完成，应确保检验和试验结果的完整性、可靠性。

（7）在策划或形成文件的安排没有完成前不应放行或交付产品，只有下列情况可被视为已经圆满完成：

——产品满足全部接收准则要求；

——虽然尚未得到检验结果，但放行后该产品仍处在组织控制范围内并可随时根据后续得到的结果准确识别和剔除不合格品；

——虽然产品不满足接收准则要求，但组织已制定措施，在随后的过程中可以消除不合格。

（三）相关案例和分析

1. 概述

企业应根据产品的复杂程度和风险高低等因素制定采购的原辅材料、生产过程的半成品和最终成品的质量标准、接收准则和验收方法。检验人员必须按照相关的质量标准、接收准则和验收方法的要求进行监视和测量，并保持相关的监视测量记录，确保产品质量处于受控状态。必须按照标准7.1条"产品实现的策划"所作的安排，完成所有的监视和测量活动后才能放行或交付产品。

2. 案例

【例1】某心电图机生产工厂2022年8月生产ECG2032单道心电图机150台。审核员查阅出厂检验记录"电介质强度"检验项目，发现其中有50台未填写测试结果。检验科长解释："测试耐压的设备中途发生了故障，送去修理了。已经测试了100台都合格，后50台估计也不会有问题。"

【例2】审核员在生产现场查看HY125型按摩椅搁脚电动机检验记录，得知产品宽度检验结果为85mm，且产品已经放行交付装配了。但《搁脚电动机成品、半成品检查标准书》规定则为89±1mm。

【例3】审核员现场查看原材料检验记录表，材料名称：板料5052；规格型号2.5mm×1250mm×2500mm；来料日期：2022年9月19日；来料数量：2张；抽样数量：2张。但是质量部只提供了1张板料尺寸测试数据记录，记录中也没有所使用的测量仪器编号。

3. 分析

例1：该心电图机生产厂家没有按照策划的要求对2022年8月生产的150台ECG2032单道心电图机"电介质强度"出厂检验项目进行全部检验，导致出厂检验项目"电介质强度"测试还未完成就交付产品，严重违反了法规和公司成品质量标准的控制要求，这是对确保医疗器械产品安全有效基本原则的严重违规行为。

例2：按摩椅搁脚电动机的检验结果不符合《搁脚电动机成品、半成品检查标准书》的规定，即验证产品要求未能得到满足，则应判定为不合格，按不合格品进行处理。企业应根据规定要求（如果国家有法规或强制性标准要求时，还应满足法规或强制性标准要求）实施检验，当发现不合格时应按照不合格品的处理文件规定进行处理，不能直接放行流转到下一工序或交付顾客。

例3：对于原材料的检验，应按照抽样数量规定执行，检验数量应与抽样数量保持一致，且检验记录表中应记录测量仪器的编号，以满足可追溯性要求。

八、不合格品的控制总则

（一）GB/T 42061—2022 标准条款

8.3 不合格品控制

8.3.1 总则

组织应确保对不符合产品要求的产品进行识别和控制，以防止非预期的使用或交付。组织应建立程序并形成文件以规定不合格品控制以及与不合格品识别、记录、隔离、评价和处置有关的职责和权限。

不合格的评价应包括确定是否需要调查和通知对不合格负责的所有外部方。

应保留不合格的性质以及随后所采取的任何措施的记录，包括评价、任何调查和决策的理由说明（见4.2.5）。

（二）标准条文理解

（1）任何一个不合格品的交付或使用，对顾客而言就是100%的不合格，都存在一定的风险。组织可能因此失去这个顾客或潜在的顾客。为了防止对不合格品的非预期使用或交付，组织应确保对不符合要求的产品加以识别和控制。

（2）不合格品包括组织内部发生的不合格品，以及组织收到的外部发生的不合格品。这些不合格可能发生在采购产品、过程产品或最终产品中。组织应建立和保持对不合格品控制的程序文件，该文件应明确以下目的：

——确定不合格涉及的产品和数量；

——对不合格产品进行标识，以确保与合格产品区分；

——记录不合格的现象和原因；

——评价不合格的性质；

——选择处置不合格产品的方法；

——决定和记录应当如何处置；

——控制不合格产品的后续处理应与处置要求相一致；

——通知其他可能受到不合格影响的人员，适当时包括顾客。

（3）对不合格产品的评定，应根据不合格的严重程度、影响范围和风险高低等因素，评价是否需要调查和通知对不合格负责的个人或组织，并将评价和调查形成文件。

（4）不合格品处置过程中，不仅需要对不合格品本身进行纠正，还需要识别不合格品产生的原因，并采取纠正或预防措施，保证类似不合格品不再出现。

（5）处理报废的不合格物料，并对其加以控制，以确保：

——其状态应有明显的标识；

——不能与合格产品混淆；

——不能再次进入生产系统；

——安全地进行处置。

（6）对于有污染风险（如微生物、病毒、化学、放射性）的返回产品，应考虑国家对危害物料处置的法律法规要求。

（三）相关案例和分析

1. 概述

不合格可定义为未满足要求，而要求可以与产品、过程或质量管理体系有关。企业应制定不合格品的控制程序文件，对不合格品的标识、隔离和处置方法等进行规定，以防止不合格品的非预期使用和交付。在确定处置前，应对不合格品进行风险分析，确定不合格品调查和通知范围，在满足法规要求的前提下采取与风险相适应的处置方式。

2. 案例

【例1】审核员在检查某公司小型医用设备的生产车间时，发现一个角落里放有几台未包装的设备，且没有任何状态标识，随即询问生产部经理是怎么回事，生产部经理说："这几台设备在调试过程中发现不正常，生产部也找不出原因，已经通知技术部的人员来查看了，技术部工程师这几天请假，还未来得及检查。"

【例2】某 IVD 企业在生产中发现某批次产品的浓度不合格，随即对该批次产品进行了报废处理，并开始下一批次产品的生产活动。

3. 分析

例1：该医用设备生产企业对生产过程发现的不合格品，未进行任何状态标识就放置在车间，可能造成因标识不清而误用不合格品。组织应按照不合格品标识和隔离的要求，对不合格品贴上不合格状态标识，存放在指定区域，再记录不合格品信息并通知相关部门进行处理，保证不合格品标识、隔离清楚，以防止不合格品的非预期使用和交付。

例2：在处置该批次的 IVD 产品之前，应进行不合格原因分析，如果是原材料质量问题导致的，应停止使用该批次原料，并对使用该批次原料的其他批次产品进行复核确认后方可放行。因此，当出现不合格时，应进行详细的调查分析，确定不合格影响的程度和范围，并采取相应的纠正或预防措施。

九、交付之前应对不合格品的处理措施

（一）GB/T 42061—2022 标准条款

8.3.2 交付前发现不合格品的响应措施

组织应通过下列一种或几种途径处置不合格品：

a）采取措施以消除已发现的不合格；

b）采取措施以防止其原预期的使用或应用；

c）授权让步使用、放行或接收。

组织应确保不合格品仅在提供理由、获得批准和满足适用的法规要求的情况下才能让步接收。应保留让步接收和授权让步人员身份的记录（见4.2.5）。

（二）标准条文理解

（1）组织需要对采购过程、外包过程、生产过程、检测过程等交付前阶段进行控制，并识别不合格品，按照不合格品的管理要求进行标识、隔离和处置。

（2）对交付前不合格品处理的方式一般分为：

——采取措施，消除已发现的不合格品，如返工、返修、报废、改作他用、拒收采购产品等。

——在不违背适用的法规要求的前提下，并经有关授权人员批准，对不影响使用要求的不合格品进行让步接收或放行。但最终产品不得让步接收或放行。

——当不合格品得不到纠正时，应对不合格品进行控制，防止其非预期的使用或应用。

（3）如果组织选择使用、接收或放行不合格产品，则不能免除医疗器械和相关服务所赋有的法律法规责任。应当对每一让步接收情况进行评审，确保不合格品的放行不违反法律法规要求。组织内授权批准让步接收的每一个人员身份的记录应当予以保留，该记录应包括适用的法规要求已得到完全满足的信息。

（4）提供相关服务的组织对在服务过程中发现的不合格，其处置方式可以是中止服务、弥补或消除服务中的不合格或获得顾客允许让步继续实施。

（三）相关案例和分析

1. 概述

做好交付前不合格品的控制，需要对交付前各个阶段的质量管理过程实施监控和管理，保证各个阶段能够快速识别不合格品，并按照不合格品的处理要求进行标识、隔离和处置，从而尽量降低不合格品的出厂率，降低客户的抱怨率和产品维修、退换、召回等成本。如果需要对不合格产品实施放行处理，应保证产品符合适用的法规或标准的要求，且需要保留让步接收人员的身份记录。

2. 案例

【例1】某医疗器械公司不合格品管理制度规定：只有质量部经理才有原材料让步接受放行的权限。审核员在质量体系现场检查时发现，有一批采购原材料因外观有瑕疵被判定为轻微不合格，但是因为生产紧张、原料不足，顾客要货催得较急，负责进货检验员则同意仓库保管员将该批原材料放行，并说问题不大，不会影响产品质量。

【例2】某医用监护仪生产企业在成品检验过程中发现漏电流项目检测不合格，质量部经理在不合格评审表中记录：××部件的原因造成漏电流偏差，若要修复则用时较长，因为客户要货较急，来不及修复，且漏电流偏差也不大，就直接放行了。审核员查看成品检验标准规定：漏电流项目的检验应执行国家强制性标准。

3. 分析

例1：不合格品的放行，应由文件中规定的授权人员批准后方可实施，且要保证放行产品满足法规要求，并保留相关的放行记录。该企业进货检验员在没有经过授权放行人质量部经理审批同意的情况下，擅自放行不合格品，且没有保留不合格品的放行记录，导致不合格品处于失控状态。

例2：漏电流检测是医疗设备电气安全中一个非常重要的控制项目。该医用监护仪生产企业未对不合格品采取任何处理措施，直接放行不合格产品。对不合格品的处理应充分考虑法规和标准要求，低于产品标准或国家强制性规定要求的产品不得放行交付。

十、交付之后应对不合格品的处理措施

（一）GB/T 42061—2022 标准条款

8.3.3　交付后发现不合格品的响应措施

当交付后或开始使用后发现不合格品时，组织应采取与不合格的影响或潜在影响的程度相适应的措施。应保留所采取措施的记录（见 4.2.5）。

组织应按照适用的法规要求将忠告性通知的发布程序形成文件。这些程序应能随时付诸实施。应保留与发布忠告性通知相关的措施的记录（见 4.2.5）。

（二）标准条文理解

（1）交付后的不合格品处置程序可包括以下措施：

——撤回在售产品；

——从经销点撤回产品；

——现场检测、维修和培训；

——向顾客发出忠告性通知，要求顾客在使用前进行检查，对产品使用提供补充指南或更换某些产品；

——在极端的情况下，召回或销毁产品。

（2）任何退回组织的产品，都应以潜在不合格品对待。应将有关不合格的信息提供给所有相关人员，以便必要时采取措施，识别和消除不合格品产生的原因，防止再发生。对于任何已退回的、有微生物污染风险的产品，应按国家有害物质管理法规要求予以控制。

注：关于防止污染的补充信息可以参见 ISO 12891—1 标准。

（3）组织在医疗器械交付以后，若发现产品存在问题需要采取补救措施，或因为不符合国家或地区法规而需要发布事项，则应发布忠告性通知，旨在从以下方面给出补充信息和（或）宜采取的措施：

——医疗器械在使用时应注意的补充事宜；

——医疗器械的改动，如结构、电路的改动，电源或环境的改动；

——医疗器械退回组织或代理商；

——医疗器械的召回或销毁。

（4）组织应建立拟定、批准和发布忠告性通知的程序，当需要发布上述忠告性通知时，应随时实施执行这些程序。其程序应当规定：

——确定授权人员实施忠告性通知的发送、产品的召回；

——即使关键人员缺席，也有保证程序得以实施的管理和安排；

——被授权采取纠正措施和确定受影响产品处理方法的管理者的能力要求；

——确定退回产品的处置方案，明确采取的纠正措施；

——明确召回产品的处置；

——建立组织与监管机构的沟通渠道，必要时向地方或国家监管部门报告。

（5）组织将忠告性通知报告给国家或地方监管部门时，应说明危害、不合格性质、严重程度以及准备采取的措施。其内容包括：

——出现问题的医疗器械及其型号；

——出现问题的医疗器械序号、批号及其他标识；

——发布忠告性通知的理由；

——关于可能产生的危害；

——将要采取的措施。

（三）相关案例和分析

1. 概述

对于交付后的不合格品常用的处置方式包括维修、退回、撤回、发布忠告性通知和销毁等，企业应根据不合格品的严重程度和影响范围采取相应的措施，最终保证产品的风险在可控的范围内，保证产品满足国家法律法规和强制标准的要求，且产品的安全性和有效性得到满足。

2. 案例

【例1】某体外诊断试剂生产企业收到一个客户的投诉：按照使用说明书进行操作，发现某些步骤不是很详细，操作者不是很清楚，且容易出错。企业根据客户的投诉进行调查后发现说明书内容中有些操作步骤写得比较简单，即刻让产品工程师补充了一份操作说明书的忠告性通知并发给客户，客户对该公司的处理表示满意。一段时间后，企业又收到其他客户类似的投诉，企业都按照之前的案例进行处理。

【例2】审核员看到仓库保管员将客户退回的一批产品存放到合格区，并挂上了合格标牌，问其原因时，保管员说："这批货刚到客户处就被退回来了，客户说是发错型号了，我们只要重新换货就可以了，退回来的产品肯定是合格的。"

3. 分析

例1：该体外诊断试剂公司收到客户投诉后，根据投诉信息及时给客户发送了忠告性通知，之后出现类似的情况也发送同样的忠告性通知。这种处理方法针对一个客户投诉采取纠正是没有问题的，但是该企业忽略了其他未投诉的客户也存在同样的问题，没有采取纠正措施。企业应确定忠告性通知的发放范围，按照确定的范围通知其他客户，保证客户操作的正确性，也可以避免再次发生类似的客户投诉。

例2：该案例是公司发错了产品型号，仓管员收到客户退回的产品后存放到了合格区，并挂上了合格标牌。按照退回产品的控制要求，任何退回公司的产品都应标识为潜在不合格品进行控制，以防止不合格产品的非预期使用，对于有微生物污染风险的产品，还需要采取去除污染物的措施后方可入库。

十一、返工

（一）GB/T 42061—2022 标准条款

8.3.4 返工

组织应按照考虑了返工对产品的潜在不良影响所形成文件的程序进行返工。这些程序应经过与原程序相同的评审和批准。

返工完成后，产品应经验证以确保其满足适用的接收准则和法规要求。

应保留返工的记录（见4.2.5）。

（二）标准条文理解

（1）若产品需要一次或多次返工，则要充分考虑返工的途径、方法和存在的经济和技术风险。应由设计人员和工艺人员提出返工作业的指导意见，确定返工的不利影响，形成文件并按照文件控制要求实施评审和批准。

（2）返工完成后，需要对返工的结果实施验证，保证返工后的产品符合企业规定的验收标准、国家或地区的法律法规和标准要求。

（3）应保存返工过程中产生的返工记录和检验记录，以保证数据的可追溯性。

（三）相关案例和分析

1. 概述

返工过程应形成文件，并按文件要求进行控制和实施。返工作业文件的制定需要考虑返工过程可能产生的风险、对其他过程或系统可能存在的不利影响。

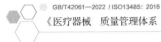
返工作业文件应按照原作业文件的审批程序审批后方可执行，返工产品完成后应验证符合产品要求后方可放行或转入下一个流程。

2. 案例

【例1】某医用心电监护仪制造公司收到了市场退回的一批不合格品，车间操作人员直接对该批产品进行了返工和调试。当审核员要求提供返工作业文件时，质量主管说："公司从来就没有什么返工作业文件，这批产品质量问题是比较常见的故障，也不需要返工作业文件，一般操作人员可以根据自己的经验判断解决。"

【例2】审核员查看某一台心电监测仪的返工记录时发现，返工后的产品由执行返工的技术工人进行简单的调试后即包装出厂，检验人员未按照验收标准进行检验。问其原因时，质量部经理说："本次返工的工序相对比较简单，负责返工的操作人员对工序也比较了解，不进行检验也没有什么问题。"

3. 分析

例1：该心电监护仪制造公司的车间工人在没有任何对不合格品的评审意见和返工作业文件的情况下，仅凭个人经验判断对不合格品进行了返工和调试。按照不合格品的处理要求，返工产品的处理应经过相关部门和人员的评审，确定返工的不利影响，保存评审记录，并建立相应的返工作业指导书或要求操作人员按照原作业指导书执行，返工后应对返工产品重新进行检验，且保留返工过程的处理记录。

例2：质量部认为返工工序比较简单，未按照验收标准检验产品就放行出厂，不能保证产品的安全性和有效性。所有返工产品都需要进行重新验证，保证返工后的产品符合国家和地区的法规、标准要求以及本公司产品的验收要求方可放行出厂。

十二、数据分析

（一）GB/T 42061—2022 标准条款

8.4 数据分析

组织应将确定、收集和分析适当数据的程序形成文件以证实质量管理体系的适宜性、充分性和有效性。这些程序应包括对统计技术在内的适当方法及其使用程度的确定。

数据分析应包括来自监视和测量的结果以及其他有关来源的数据，并至少包括以下方面的输入：

　　a）反馈；

　　b）产品要求的符合性；

　　c）过程和产品的特性及趋势，包括改进的机会；

　　d）供方；

　　e）审核；

　　f）适当时，服务报告。

　　如果数据分析表明质量管理体系不是适宜的、充分的或有效的，组织应按照8.5的要求将此分析结果用作改进的输入。

　　应保留分析结果的记录（见4.2.5）。

（二）标准条文理解

　　（1）组织应收集与产品、过程及质量管理体系有关的数据并进行分析，以验证质量管理体系的持续适宜性、充分性和有效性，要确定是否有需要关注的特性趋势，应考虑对不利的特性趋势进行改进。

　　（2）数据分析有助于确定现有的或潜在问题的根本原因，从而指导对改进所需的纠正或预防措施做出决策。数据分析的结果应当输入管理评审和风险管理活动中。

　　（3）为评价质量管理体系的有效性，组织应对从各相关方收集的数据和信息运用统计技术的方法加以汇总和分析。组织可利用这些分析结果来确定：

　　——产品符合性的趋势；

　　——顾客要求满足的程度；

　　——过程的有效性；

　　——供方的业绩；

　　——业绩改进目标的完成情况；

　　——审计的结果或报告；

　　——提供的服务报告。

　　（4）在分析不合格时，组织需要根据实际情况确定统计技术的方法，适当的统计和非统计技术可以被应用。

　　常见的统计技术包括：

　　——统计过程控制图（SPC）；

　　——柏拉图分析；

　　——数据趋势；

——线性和非线性回归分析；

——实验设计（DOE - 设计实验）以及变化分析；

——图形方法（直方图、散点图等）。

非统计学工具，例如：

——管理评审；

——质量会议的结果；

——安全委员会（内部/外部）；

——失效模式和效应分析（FMEA）；

——故障树分析（FTA）。

医疗器械组织如何选择和使用统计技术，可以参考《医疗器械生产统计技术应用》、GB/Z 19027/ISO/TR 10017、《GB/T 19001—2000 统计技术指南》等标准和文献。应保留数据分析结果的记录。

（三）相关案例和分析

1. 概述

企业应建立数据分析控制程序文件，确定数据收集和分析的范围，以及适当的数据分析方法，并对数据分析中存在的偏差或偏差趋势采取改进措施或纠正/预防措施。通过对多种渠道来源的数据进行统计分析，以证实组织的质量管理体系是适宜的，具有充分的可操作性，并且能够有效运行。

2. 案例

【例1】在机械加工车间，一位车工正在车削要求为 $\phi30 \pm 0.02$ 的电动病床的升降钢轴，审核员查看当班工人的自检记录，其数值为：30.015，30.000，30.012，30.018。审核员又调出近几天的操作人员自检记录和专职检验员的检查记录，发现在所有的数据中，大约有 4/5 的检验数据都在名义值（$\phi30$）以上，但并未超出公差所允许的范围，工段长对此结果感到很满意。

【例2】某电子血压计制造公司的数据分析文件规定：对顾客反馈、产品的符合性、过程的符合性等要进行数据分析。审核员查数据分析记录时发现，公司只对原料、成品的符合性进行了数据统计和分析，并未对顾客反馈、过程的符合性等数据进行统计和分析。

3. 分析

例1：机械加工车间工段长仅根据数据都在偏差范围内，就判定该批产品符合要求，没有进一步对数据的趋势进行分析，因数据统计信息显示绝大部分测量数据都在 $\phi30$ 以上，说明该批产品尺寸已偏上限，有可能出现上限不合格的问题。机加车间应及时采取控制措施，以保证不会出现尺寸继续偏大而造成批产品不合格的现象。在日常工作中，企业应关注一些重要指标的特性趋势，应考虑对不利的特性趋势进行改进，以免出现不合格品。

例2：该企业没有按照标准和程序文件的要求进行全面的数据统计分析并保留记录。按照本标准和质量管理体系文件要求，企业不仅要收集原料、成品的符合性数据并进行统计和分析，同时还要收集客户的反馈信息、过程的符合性等数据并进行统计和分析，以保证数据分析的全面性和完整性。

十三、改进的总则

（一）GB/T 42061—2022 标准条款

8.5　改进

8.5.1　总则

组织应利用质量方针、质量目标、审核结果、上市后监督、数据分析、纠正措施、预防措施和管理评审来识别和实施任何必要的更改，以确保和保持质量管理体系的持续适宜性、充分性和有效性以及医疗器械的安全和性能。

（二）标准条文理解

（1）改进是指"提高绩效的活动"。GB/T 42061 标准所说的改进活动是指识别和实施任何必要的更改，包括对质量管理体系、过程、产品要求的更改，以确保医疗器械的安全和性能。此外，还包括对产品上市后的监督以及对通过其他来源获取的信息进行识别。

（2）组织应利用质量方针、质量目标、审核结果、数据分析、纠正和预防措施以及管理评审来识别和实施任何改进的需求，制定改进措施，对改进过程实施验证，以确保和保持质量管理体系的持续适宜性、充分性和有效性。

（3）改进活动应形成文件，如制定改进计划、明确改进措施、实现改进目标。质量管理体系改进要通过优化资源、优化流程、创新技术、创新产品和提升服务等手段进行，以促使质量管理体系适应组织内外环境的变化，保证和提升质量管理体系输出的产品和服务的质量。

（三）相关案例和分析

1. 概述

组织应通过质量管理体系运行过程中质量方针和质量目标是否满足要求，

管理评审、内部或外部审核结果发现的不符合项、数据分析的结果、客户反馈、不合格产品信息以及纠正/预防措施实施情况等来确定质量管理体系、过程、产品是否有改进的必要。

2. 案例

【例1】审核员检查某牙科椅制造公司生产部的月度质量目标达成情况和月度生产数据统计状况时发现，近几个月的数据均不理想，远远低于之前的水平，但是一直未采取任何改进措施，于是问生产经理原因，生产经理说："我每个月都上报数据了，公司管理者代表和总经理都没有提出改进的要求。"

【例2】审核员在检查供应商数据统计时，发现A供应商的物料合格率一直维持在70%左右，随即询问采购经理，采购经理回答说："A供应商主要提供的是包装材料，不合格的原因主要是表面色差较大，但是不影响产品质量，所以就没有关注这个问题。"

3. 分析

例1：当质量目标和统计数据发生异常时，公司各级管理层应组织相关部门或人员对异常原因进行调查，识别是否有改进的需求，以保证质量体系的持续有效性。该牙科椅制造公司生产部的月度质量目标达成情况和月度生产数据统计状况显示近几个月的数据均不理想，但是一直未采取任何措施，这是不符合标准要求的。

例2：A供应商的物料合格率一直维持在70%左右，具有较大的改进空间。公司应督促A供应商在物料生产过程中加强管理，持续改进，达到包装材料质量标准。如果A供应商一直不进行改进，可以考虑更换供应商，提供更好的包装材料。

十四、纠正措施

（一）GB/T 42061—2022 标准条款

8.5.2 纠正措施

组织应采取措施消除不合格的原因以防止不合格的再发生。组织应采取任何必要的纠正措施，应无不当拖延。纠正措施应与不合格的影响程度相适应。

组织应将规定以下方面要求的程序形成文件：

a）评审不合格（包括投诉）；

b）确定不合格的原因；

c）评价确保不合格不再发生的措施的需求；

d）对所需的措施进行策划、形成文件并实施，适当时，包括更新文件；

e）验证纠正措施对满足适用的法规要求的能力和对医疗器械的安全和性能无不良影响；

f）评审所采取的纠正措施的有效性。

应保留任何调查的结果和所采取措施的记录（见4.2.5）。

（二）标准条文理解

（1）纠正和纠正措施有着不同的含义。纠正是针对已经发生的不合格事实本身所采取的措施；纠正措施是为了防止已经发生的不合格再次发生而采取的措施。如针对已经发生的不合格产品，要根据 GB/T 42061 标准8.3 条的要求进行处置。而为了防止不合格产品再次发生所采取的措施，则按照 GB/T 42061 标准8.5.2 条的要求进行处置。

（2）组织应制定纠正措施形成文件的程序，以消除不合格的原因，防止其再次发生。纠正措施的程序应当清楚地确定：

——负责采取措施的职能部门、人员的职责；

——何时以及如何实施纠正措施；

——如何验证纠正措施的有效性；

——需要对纠正措施可能造成的不利影响进行评估和确定；

——需要考虑纠正措施完成的时效性。

（3）为防止不合格的再次发生，组织应识别产生不合格的原因，这些原因可能包括以下方面：

——进货材料、过程、工具、设备、贮存或搬运设施系统的失效、发生故障或不合格；

——没有程序文件和作业指导书或其内容不充分；

——不符合程序文件或作业指导书的要求，以及不恰当的过程控制；

——缺少策划或计划不周；

——工作环境条件不适宜；

——人力/物力资源不充分或缺乏培训；

——固有的过程产生变异。

（4）组织采取纠正措施的输入信息来源可包括以下方面：

——不合格记录、检验和试验记录；

——过程确认、过程监视中的观察研究结果；

——内部、外部审核发现；

——现场服务或顾客抱怨；

——监管机构或顾客的观察结果；

——员工的观察结果和报告；

——供方的问题；

——管理评审的结果；

——收集的有关新产品或改进产品的信息；

——科学文献和已公布的类似产品的失效报告。

（5）有效地实施纠正措施所需要形成文件的程序的关键特征包括：

——清楚、精确地识别不合格及受影响的医疗器械；

——受影响的医疗器械的接受人，包括其他产品、过程或程序可能受到的影响；

——识别产生不合格的根本原因；

——识别防止问题再次发生所需要的措施；

——任何措施实施前所要求的必要的审批；

——标明已采取的纠正措施的记录；

——检查纠正措施是否有效，验证不合格不可能再次发生，以及采取纠正措施后没有引入新的风险。

（6）需要形成文件的纠正措施事项可能包括：

——制定实施细节的描述；

——评审法规要求（如申报、许可和认证）；

——规定执行措施的角色和职责；

——识别必要的资源条件，如 IT、基础设施、工作环境等；

——验证和确认活动的方案以及接收准则；

——实施计划，包括各阶段的时间安排；

——判定有效性的方法、数据以及接收准则；

——采取纠正措施后监视起点的识别。

（7）组织采取纠正措施的程度取决于不合格问题的风险、性质和其对产品质量的影响程度。应结合运行成本、财务成本、不合格成本、过程业绩、可靠性、安全性和顾客满意度等多方面的潜在因素来进行评价。对一项与医疗器械安全系统失效有关的严重不合格，为确定不合格原因所开展的分析调查、验证纠正措施的有效性等所进行的工作远比对一项一般不合格的分析评价要深入和广泛，比某一次内审计划不完善因素的分析和评价要更加深入和广泛。

（三）相关案例和分析

1. 概述

企业应建立纠正措施控制文件，识别和消除不合格发生的原因，以免不合格再次发生，规定纠正措施的采取时机、审批权限、执行流程以及纠正措施的验证和关闭要求；应根据不合格的严重程度，采取相对应的分析、调查、验证等措施，并需要对采取纠正措施的不利影响进行评估。

纠正和纠正措施的实施不应拖延，这与不合格的风险有关。当问题的风险很高时，需要加快行动，推进实施的时间应更短。在实现纠正措施阶段，需要组织人员评审没有过分的延误和资源是充分的。如果风险高或企业没有能力或足够的资源，企业可以采取进一步的行动，底线是组织做出的延迟决定要与相关风险相适应。

2. 案例

【例1】审核员发现公司在内审时，对机加车间提出了一份不符合项报告：因骨科外固定支架图纸未能及时更改，使用失效版本的图纸而造成连续3批产品报废，不仅造成重大经济损失，而且延误了产品交付周期。不合格报告原因分析栏内：①资料员疏忽未能及时更改；②程序文件中对资料员与设计师之间交接规定不明确。不合格报告纠正措施栏：已对资料员等相关责任人进行教育，提高了认识，并扣发了资料员半年奖金。

【例2】审核员在销售部看到了两份顾客投诉，反映公司生产中心供氧系统的控制阀使用一段时间后气阀有泄漏。销售部工程师解释说："类似问题过去也发生过，我们都做了回复，要求使用部门加强检查，如果发现泄漏应及时在接口处涂上密封胶。"

【例3】某顾客投诉在医用纱布片成品中发现夹带了一张生产工序流转卡，如何采取纠正措施？

A公司：对当事人罚款、通报批评，望其他职工引以为戒；给客户调换合格产品。

B公司：除了采取与A公司类似的措施以外，

①把白色流转卡改成绿色，以便于在白色纱布中被发现；

②在每张流转卡上加流水号，最终可以统计确认流转卡有无遗漏。

3. 分析

例1：机加车间的不符合项报告显示骨科外固定支架图纸未能及时更改，导致使用失效版本的图纸，而造成连续3批产品报废。责任部门虽然进行了原因分析，但是只针对原因①进行分析并采取纠正措施，没有对原因②采取纠正措施，导致纠正措施实施不完整。公司不仅要针对原因①进行处理，同时还需要对原因②采取纠正措施，修改完善程序文件中有关文件资料的交接控制规定，并对资料管理员和设计师进行更改后的文件培训，保证资料管理员能够按照新的文件规定执行，不再发生类似问题。

例 2：当企业发生不合格时，需要对不合格原因进行分析，并针对不合格原因采取相应的纠正措施。中心供氧系统的控制阀使用一段时间后气阀泄漏，销售部工程师要求使用部门加强检查，如果发现泄漏应及时在接口处涂上密封胶。但是没有针对泄漏的原因进行分析并采取适宜的纠正措施。公司应当对中心供氧系统的控制阀产生泄漏的原因进行分析，并采取相应的措施，以防止此类问题的再次发生，而不能只在发现泄漏的接口处涂上密封胶。

例 3：企业应根据生产实际情况，采取适当的纠正措施，并对纠正措施的有效性进行评价。案例中 A 公司的做法没有消除不合格发生的根本原因，则不合格有可能再次发生；B 公司采取积极有效的纠正措施，使流转卡在视觉上更加易于被发现，在管理上即使有遗漏也可以通过流水号追查到是哪一张遗落了，大大减少了不合格再次发生的可能性。

十五、预防措施

（一）GB/T 42061—2022 标准条款

8.5.3　预防措施

组织应确定措施消除潜在不合格的原因以防止不合格的发生。预防措施应与潜在问题的影响程度相适应。

组织应将说明以下方面要求的程序形成文件：

a）确定潜在不合格及其原因；

b）评价防止不合格发生的措施的需求；

c）对所需的措施进行策划、形成文件并实施，适当时，包括更新文件；

d）验证预防措施对满足适用的法规要求的能力和对医疗器械的安全和性能无不良影响；

e）适当时，评审所采取的预防措施的有效性。

应保留任何调查的结果和所采取措施的记录（见 4.2.5）。

（二）标准条文理解

（1）预防措施是为了消除潜在不合格原因所采取的措施。组织应根据质量活动记录或其他渠道所获得的信息进行分析，识别潜在的不合格，并采取相应的预防措施。

（2）风险管理是采取预防措施的一个有效工具。组织采取预防措施的程度取决于问题的风险级别，应与潜在不合格的性质以及对产品质量的影响程度相一致。

（3）组织需要关注过程特性的趋势，或从其他组织和产品中吸取成功经验或失败教训。

（4）决定采取预防措施的信息来源包括：

——采购产品的拒收；

——以前做出的、影响产品符合性的决策是错误的证据；

——要求返工的产品；

——过程中的问题，如废品率、消耗水平；

——最终检验的不合格；

——顾客反馈信息；

——合理的索赔；

——过程测量结果；

——过程控制的统计资料；

——表明趋势但尚未超出特性指标结果的识别；

——符合规范要求，但不符合趋势的结果；

——供方存在的困难和问题；

——服务质量报告；

——让步接收的需求；

——风险管理过程。

（三）相关案例和分析

1. 概述

根据标准要求，本条款应形成程序文件，考虑到与纠正措施有相似之处，在文件编辑时可以与纠正措施合并写在一起，形成纠正和预防措施控制程序。预防措施是对可能发生的问题制定对策，做好防范，把可能发生的问题消灭在未发生之前。对预防措施的验证可以通过引入导致不合格发生的条件和提供不合格不会发生的证据来实现。

2. 案例

【例1】公司生产的医用产品某一天突然接到了一个大客户的投诉和退货。分析原因后确认是注塑模具老化导致注塑件尺寸发生变化。虽然启动了纠正措施，但仍蒙受了经济损失。分析原因：注塑模具老化并非是一夜之间发生的，如果能在产生质量问题前及时采取预防措施，则完全可以避免这一损失。

【例2】某无菌医疗器械生产企业发现最近一个月纯化水的含菌量检测数据接近临界值，生产部对制水系统进行了彻底清洗和消毒，但是纯化水的含菌量没有明显减少的趋势，生产部经理说："估计是设备本身的原因，反正也没有超标，暂时不采取其他措施。"

3. 分析

例1：该企业在收到客户投诉和退货时才发现是注塑模具老化导致不合格，若公司针对注塑模具的老化情况和产品质量变化趋势进行监控，及时修理或更换老化模具，则完全可以避免批量不合格品的出现，避免因客户退货造成的经济损失。在日常工作中，企业应对可能发生的潜在不合格的原因和趋势进行分析，必要时采取预防措施，消除不合格发生的潜在原因和趋势，以避免不合格的发生。

例2：该案例中纯化水含菌量检测数据接近临界值，生产部虽然对制水设备进行了清洗消毒，但是也没有解决此问题，更没有进一步分析原因，查找解决问题的措施。生产部应运用相关的统计技术和数据分析的方法，采用 PDCA 循环，继续分析可能的原因，采取措施，并对措施的有效性进行监测和评价。

附 录

附录一：GB/T 42061—2022 与 YY/T 0287—2003 内容对比

GB/T 42061 条款	对比 YY/T 0287—2003 更改内容的说明
0 引言 0.1 总则	• 包括与本文件要求所覆盖的组织性质和生命周期各阶段有关的更详细的信息。 • 解释供方或其他外部方或者自愿或者因合同安排能使用的要求。 • 提醒组织与其质量管理体系法规要求有关的职责。 • 提醒组织理解各地区法规定义和其责任方面的差异性将如何影响其质量管理体系。 • 增加满足组织自身的质量管理体系要求的职责。 • 特别强调关注"满足客户要求以及安全和性能方面的适用的法规要求的必要性"。 • 强调那些与安全和性能有关的要求对产品要求是重要的。 • 对质量管理体系性质增加两个影响（组织环境和法规要求），其不在最初的列项中。 • 阐明组织不需要将其文件按照本文件的条款结构进行调整
0.2 阐明概念	• 增加两个与适当要求的说明有关的准则： ——符合法规要求； ——该要求对组织管理风险是必要的。 • 限定了风险的应用是对医疗器械的安全或性能要求或符合适用的法规要求。 • 阐明术语"形成文件"包括需要建立、实施和保持。 • 阐明术语"产品"适用于为顾客提供的或顾客要求的输出或产品实现过程形成的任何预期输出。 • 阐明术语"法规要求"包括法律、法规、条例或指令。将"适用的法规要求"的应用范围限于那些质量管理体系要求和医疗器械的安全或性能要求
0.3 过程方法	• 解释扩展的过程方法

续表

GB/T 42061 条款	对比 YY/T 0287—2003 更改内容的说明
0.4 与 YY/T 0287 的关系	• 阐明了 ISO 13485 历次版本均已转化为 YY/T 0287。 • 附录 A 概述了本文件与 YY/T 0287 对比的变化
0.5 与 GB/T 19001 的关系	• 阐明本文件和 GB/T 19001 之间的关系。 • 附录 B 概述了本文件和 GB/T 19001—2016 之间的对应关系。 • 已删除 YY/T 0287—2003 中使用黑体字表示的对 GB/T 19001—2000 的更改
1 范围	• 表明本文件对涉及医疗器械生命周期的一个或多个阶段的组织的适用性。 • 表明本文件也能由向医疗器械提供产品（包括与质量管理体系有关的服务）的供方或外部方使用。 • 特别强调组织有监视、维护和控制外包过程的责任。 • 不适用的要求扩展到第 6 章和第 8 章
3 术语和定义	• 增加了几个新定义，细化了一些现有定义
4 质量管理体系 4.1 总要	• 增加组织将其所承担一个或多个角色形成文件的要求。 • 要求"考虑组织承担的角色"来确定过程。 • 要求应用"基于风险的方法控制质量管理体系所需的适当过程"。 • 增加与过程更改有关的要求。 • 增加与用于质量管理体系的计算机软件应用的确认有关的要求
4.2 文件要求	• 在文件控制要求中包括对记录的控制。 • 列出了包括在医疗器械文档中的文件。 • 与保护机密健康信息有关的新要求。 • 与防止文件的损坏和丢失有关的新要求
5.6 管理评审	• 包括将管理评审的一个或多个程序形成文件的要求和按照"形成文件的策划的时间间隔"进行管理评审的要求。 • 扩展了管理评审的输入和输出列项
6.2 人力资源	• 增加了对确立能力、提供所需的培训和确保人员的意识等过程形成文件的新要求
6.3 基础设施	• 对基础设施增加防止产品混淆和确保产品有序处置的要求。 • 支持性服务中增加了信息系统

GB/T 42061 条款	对比 YY/T 0287—2003 更改内容的说明
6.4　工作环境和污染控制	● 对工作环境增加文件要求。 ● 对无菌医疗器械增加与微生物或微粒物污染控制有关的要求
7.1　产品实现的策划	● 在列项中增加要求
7.2　与顾客有关的过程	● 在列项中增加要求。 ● 增加了与监管机构沟通项的新要求
7.3.2　设计和开发策划	● 在列表中增加要求。 ● 删除了设计和开发所涉及的不同小组之间的接口管理要求
7.3.3　设计和开发输入	● 在列项中增加要求。 ● 增加这些要求应能被验证或确认
7.3.5　设计和开发评审	● 细化了记录内容
7.3.6　设计和开发验证	● 增加了将验证计划形成文件和考虑接口的要求。 ● 对验证记录增加了要求
7.3.7　设计和开发确认	● 增加了将确认计划形成文件的要求，增加了对用于确认的产品和考虑接口的要求。 ● 对确认记录增加了要求
7.3.8　设计和开发转换	● 新增条
7.3.9　设计和开发更改的控制	● 增加了评价更改对在制品、风险管理的输出和产品实现过程的影响的要求。 ● 对确定设计和开发更改的重要程度细化了考虑因素
7.3.10　设计和开发文档	● 新增条
7.4.1　采购过程	● 供方选择准则关注供方绩效对医疗器械质量的影响、与医疗器械有关的风险以及产品满足适用的法规要求等。 ● 与供方的监视和再评价以及未满足采购要求时要采取的措施有关的新增要求。 ● 要求记录内容更详细
7.4.2　采购信息	● 增加了供方将采购产品方面的更改通知组织的新要求
7.4.3　采购产品的验证	● 增加了验证活动的范围和若组织察觉到采购产品的任何更改要采取的措施的新要求

续表

GB/T 42061 条款	对比 YY/T 0287—2003 更改内容的说明
7.5.1 生产和服务提供的控制	• 细化了对生产和服务提供控制的要求
7.5.2 产品的清洁	• 在列项中增加要求
7.5.4 服务活动	• 对服务活动记录的分析有新要求
7.5.6 生产和服务提供过程的确认	• 在列项中增加要求。 • 细化了需要形成程序的情况。 • 软件确认的特定方法应与软件使用有关的风险相适应。 • 增加了与确认记录有关的要求
7.5.7 灭菌过程和无菌屏障系统确认的专用要求	• 增加了无菌屏障系统要求
7.5.8 标识	• 增加了医疗器械唯一标识的要求。 • 增加了将产品标识程序形成文件和生产中关于标识和产品状态的新要求
7.5.11 产品防护	• 细化了对如何完成防护的要求
8.2.1 反馈	• 表明反馈来自生产和生产后活动。 • 增加了利用风险管理过程中的反馈来监视和保持产品的要求
8.2.2 投诉处置	• 新增条
8.2.3 向监管机构报告	• 新增条
8.2.6 产品的监视和测量	• 增加了对执行测量活动的检测设备的识别要求
8.3 不合格品控制	• 对应形成文件的控制的种类细化了要求。 • 广义的要求包括任何调查和决策理由。 • 增加了与让步有关的要求。 • 对交付前、交付后发现不合格品和返工分别提出了要求。 • 增加了与发布忠告性通知有关的记录的要求

GB/T 42061 条款	对比 YY/T 0287—2003 更改内容的说明
8.4　数据分析	• 增加了包括对统计技术在内的适当方法及其使用程度的确定的要求。 • 增加了输入列项
8.5.2　纠正措施	• 增加了验证纠正措施无不良影响的要求。 • 增加了采取纠正措施无不当拖延的要求
8.5.3　预防措施	• 增加了对验证预防措施无不良影响的要求

附录二：GB/T 42061—2022 和 GB/T 19001—2016 之间的对应关系

GB/T 42061—2022	GB/T 19001—2016
1 范围 4.1.1 （无标题）	1 范围 4.3 确定质量管理体系的范围
4 质量管理体系	4 组织环境 4.1 理解组织及其环境 4.2 理解相关方的需求和期望 4.4 质量管理体系及其过程
4.1 总要求	4.4 质量管理体系及其过程 8.4 外部提供的过程、产品和服务的控制
4.2 文件要求	7.5 成文信息
4.2.1 总则	7.5.1 总则
4.2.2 质量手册	4.3 确定质量管理体系的范围 4.4 质量管理体系及其过程 7.5.1 总则
4.2.3 医疗器械文档	无等价条款
4.2.4 文件控制	7.5.2 创建和更新 7.5.3 成文信息的控制
4.2.5 记录控制	7.5.2 创建和更新 7.5.3 成文信息的控制
5 管理职责	5 领导作用
5.1 管理承诺	5.1 领导作用与承诺 5.1.1 总则
5.2 以顾客为关注焦点	5.1.2 以顾客为关注焦点
5.3 质量方针	5.2 方针 5.2.1 制定质量方针 5.2.2 沟通质量方针
5.4 策划	6 策划
5.4.1 质量目标	6.2 质量目标及其实现的策划

GB/T 42061—2022	GB/T 19001—2016
5.4.2　质量管理体系策划	6　策划 6.1　应对风险和机遇的措施 6.3　变更的策划
5.5　职责、权限和沟通	5　领导作用
5.5.1　职责和权限	5.3　组织的岗位、职责和权限
5.5.2　管理者代表	5.3　组织的岗位、职责和权限
5.5.3　内部沟通	7.4　沟通
5.6　管理评审	9.3　管理评审
5.6.1　总则	9.3.1　总则
5.6.2　评审输入	9.3.2　管理评审输入
5.6.3　评审输出	9.3.3　管理评审输出
6　资源管理	7.1　资源
6.1　资源提供	7.1.1　总则 7.1.2　人员
6.2　人力资源	7.2　能力 7.3　意识
6.3　基础设施	7.1.3　基础设施
6.4　工作环境和污染控制	7.1.4　过程运行环境
7　产品实现	8　运行
7.1　产品实现的策划	8.1　运行的策划和控制
7.2　与顾客有关的过程	8.2　产品和服务的要求
7.2.1　产品要求的确定	8.2.2　产品和服务要求的确定
7.2.2　产品要求的评审	8.2.3　产品和服务要求的评审 8.2.4　产品和服务要求的更改
7.2.3　沟通	8.2.1　顾客沟通
7.3　设计和开发	8.3　产品和服务的设计和开发
7.3.1　总则	8.3.1　总则
7.3.2　设计和开发策划	8.3.2　设计和开发策划
7.3.3　设计和开发输入	8.3.3　设计和开发输入
7.3.4　设计和开发输出	8.3.5　设计和开发输出

续表

GB/T 42061—2022	GB/T 19001—2016
7.3.5　设计和开发评审	8.3.4　设计和开发控制
7.3.6　设计和开发验证	8.3.4　设计和开发控制
7.3.7　设计和开发确认	8.3.4　设计和开发控制
7.3.8　设计和开发转换	8.3.4　设计和开发控制
7.3.9　设计和开发更改的控制	8.3.6　设计和开发更改 8.5.6　更改控制
7.3.10　设计和开发的文档	7.5.3　成文信息的控制
7.4　采购	8.4　外部提供的过程、产品和服务的控制
7.4.1　采购过程	8.4　外部提供的过程、产品和服务的控制 8.4.1　总则 8.4.2　控制类型和程度
7.4.2　采购信息	8.4.3　提供给外部供方的信息
7.4.3　采购产品的验证	8.4.2　控制类型和程度 8.4.3　提供给外部供方的信息 8.6　产品和服务的放行
7.5　生产和服务提供	8.5　生产和服务提供
7.5.1　生产和服务提供的控制	8.5.1　生产和服务提供的控制
7.5.2　产品的清洁	无等价条款
7.5.3　安装活动	无等价条款
7.5.4　服务活动	无等价条款
7.5.5　无菌医疗器械的专用要求	无等价条款
7.5.6　生产和服务提供过程的确认	8.5.1　生产和服务提供的控制
7.5.7　灭菌过程和无菌屏障系统确认的专用要求	无等价条款
7.5.8　标识	8.5.2　标识和可追溯性
7.5.9　可追溯性	8.5.2　标识和可追溯性
7.5.10　顾客财产	8.5.3　顾客或外部供方的财产
7.5.11　产品防护	8.5.4　防护
7.6　监视和测量设备的控制	7.1.5　监视和测量资源

GB/T 42061—2022	GB/T 19001—2016
8　测量、分析和改进	9　绩效评价 9.1　监视、测量、分析和评价
8.1　总则	9.1.1　总则
8.2　监视和测量	9.1　监视、测量、分析和评价
8.2.1　反馈	8.5.5　交付后活动 9.1.2　顾客满意
8.2.2　投诉处置	9.1.2　顾客满意
8.2.3　向监管机构报告	8.5.5　交付后活动
8.2.4　内部审核	9.2　内部审核
8.2.5　过程的监视和测量	9.1.1　总则
8.2.6　产品的监视和测量	8.6　产品和服务的放行
8.3　不合格品控制	8.7　不合格输出的控制
8.3.1　总则	10.2　不合格和纠正措施
8.3.2　交付前发现不合格品的响应措施	8.7　不合格输出的控制
8.3.3　交付后发现不合格品的响应措施	8.7　不合格输出的控制
8.3.4　返工	8.7　不合格输出的控制
8.4　数据分析	9.1.3　分析和评价
8.5　改进	10　改进
8.5.1　总则	10.1　总则 10.3　持续改进
8.5.2　纠正措施	10.2　不合格和纠正措施
8.5.3　预防措施	0.3.3　基于风险的思维 6.1　应对风险和机遇的措施 10.1　总则 10.3　持续改进

附录三：GB/T 19001—2016 和 GB/T 42061—2022 之间的对应关系

GB/T 19001—2016	GB/T 42061—2022
1 范围	1 范围
4 组织环境	4 质量管理体系
4.1 理解组织及其环境	4.1 总要求
4.2 理解相关方的需求和期望	4.1 总要求
4.3 确定质量管理体系的范围	4.1 总要求 4.2.2 质量手册
4.4 质量管理体系及其过程	4.1 总要求
5 领导作用	5 管理职责
5.1 领导作用和承诺	5.1 管理承诺
5.1.1 总则	5.1 管理承诺
5.1.2 以顾客为关注焦点	5.2 以顾客为关注焦点
5.2 方针	5.3 质量方针
5.2.1 制定质量方针	5.3 质量方针
5.2.2 沟通质量方针	5.3 质量方针
5.3 组织的岗位、职责和权限	5.4.2 质量管理体系策划 5.5.1 职责和权限 5.5.2 管理者代表
6 策划	5.4.2 质量管理体系策划
6.1 应对风险和机遇的措施	5.4.2 质量管理体系策划 8.5.3 预防措施
6.2 质量目标及其实现的策划	5.4.1 质量目标
6.3 变更的策划	5.4.2 质量管理体系策划
7 支持	6 资源管理
7.1 资源	6 资源管理
7.1.1 总则	6.1 资源提供
7.1.2 人员	6.2 人力资源
7.1.3 基础设施	5.3 基础设施
7.1.4 过程运行环境	6.4.1 工作环境

GB/T 19001—2016	GB/T 42061—2022
7.1.5　监视和测量资源	7.6　监视和测量设备的控制
7.1.5.1　总则	7.6　监视和测量设备的控制
7.1.5.2　测量溯源	7.6　监视和测量设备的控制
7.1.6　组织的知识	6.2　人力资源
7.2　能力	6.2　人力资源
7.3　意识	6.2　人力资源
7.4　沟通	5.5.3　内部沟通
7.5　成文信息	4.2　文件要求
7.5.1　总则	4.2.1　总则
7.5.2　创建和更新	4.2.4　文件控制 4.2.5　记录控制
7.5.3　成文信息的控制	4.2.3　医疗器械文档 4.2.4　文件控制 4.2.5　记录控制 7.3.10　设计和开发文档
8　运行	7　产品实现
8.1　运行的策划和控制	7.1　产品实现的策划
8.2　产品和服务的要求	7.2　与顾客有关的过程
8.2.1　顾客沟通	7.2.3　沟通
8.2.2　产品和服务要求的确定	7.2.1　产品要求的确定
8.2.3　产品和服务要求的评审	7.2.2　产品要求的评审
8.2.4　产品和服务要求的更改	7.2.2　与产品有关要求的评审
8.3　产品和服务的设计和开发	7.3　设计和开发
8.3.1　总则	7.3.1　总则
8.3.2　设计和开发策划	7.3.2　设计和开发策划
8.3.3　设计和开发输入	7.3.3　设计和开发输入
8.3.4　设计和开发控制	7.3.5　设计和开发评审 7.3.6　设计和开发验证 7.3.7　设计和开发确认 7.3.8　设计和开发转换

续表

GB/T 19001—2016	GB/T 42061—2022
8.3.5 设计和开发输出	7.3.4 设计和开发输出
8.3.6 设计和开发更改	7.3.9 设计和开发更改的控制
8.4 外部提供的过程、产品和服务的控制	4.1 总要求（见4.1.5） 7.4.1 采购过程
8.4.1 总则	7.4.1 采购过程
8.4.2 控制类型和程度	4.1 总要求（见4.1.5） 7.4.1 采购过程 7.4.3 采购产品的验证
8.4.3 提供给外部供方的信息	7.4.2 采购信息 7.4.3 采购产品的验证
8.5 生产和服务提供	7.5 生产服务提供
8.5.1 生产和服务提供的控制	7.5.1 生产和服务提供的控制 7.5.6 生产和服务提供过程的确认
8.5.2 标识和可追溯性	7.5.8 标识 7.5.9 可追溯性
8.5.3 顾客或外部供方的财产	7.5.10 顾客财产
8.5.4 防护	7.5.11 产品防护
8.5.5 交付后活动	7.5.1 生产和服务提供的控制
8.5.5 交付后活动	7.5.3 安装活动 7.5.4 服务活动 8.2.2 投诉处置 8.2.3 向监管机构报告 8.3.3 交付后发现不合格品的响应措施
8.5.6 更改控制	7.3.9 设计和开发更改的控制
8.6 产品和服务的放行	7.4.3 采购产品的验证 8.2.6 产品的监视和测量
8.7 不合格输出的控制	8.3 不合格品控制
9 绩效评价	8 测量、分析和改进
9.1 监视、测量、分析和评价	8 测量、分析和改进

GB/T 19001—2016	GB/T 42061—2022
9.1.1　总则	8.1　总则 8.2.5　过程的监视和测量 8.2.6　产品的监视和测量
9.1.2　顾客满意	7.2.3　沟通 8.2.1　反馈 8.2.2　投诉处置
9.1.3　分析与评价	8.4　数据分析
9.2　内部审核	8.2.4　内部审核
9.3　管理评审	5.6　管理评审
9.3.1　总则	5.6.1　总则
9.3.2　管理评审输入	5.6.2　评审输入
9.3.3　管理评审输出	5.6.3　评审输出
10　改进	8.5　改进
10.1　总则	8.5.1　总则
10.2　不合格和纠正措施	8.3　不合格品控制 8.5.2　纠正措施
10.3　持续改进	5.6.1　总则 8.5　改进

附录四：GB/T 42061—2022 标准中针对医疗器械产品的特殊要求

4.2 文件要求

组织应对每种医疗器械类型或医疗器械族建立和保持一份或多份文档，需包括或识别规定产品规范和质量、管理体系要求的文件。涉及用于证明医疗器械符合本标准要求和适用的法律法规的要求。这些文件应规定完整的生产过程，适用时，还包括安装和服务。

组织应至少保存一份作废的受控文件，并确定其保留期限。这个期限应确保至少在医疗器械使用寿命期内，可以得到此医疗器械的制造和试验的文件，但不要少于最终记录或相关法规要求所规定的保留期限。

5.5 职责、权限和沟通

最高管理者应确定所有从事对质量有影响的管理、执行和验证工作的人员的相互关系，并应确保其完成这些任务所必要的独立性和权限。

5.6.2 评审输入

管理评审的输入应包括向监管机构的报告要求。

7.1 产品实现的策划

组织应在产品实现全过程中，建立风险管理的形成文件的要求。应保持风险管理产生的记录。标准在 6.3，6.4，7.3.8，7.3.10，7.5.2，7.5.3，7.5.5，7.5.7，7.5.9.2 等条款中对不同的医疗器械产品提出了特殊要求。

（1）6.3 要求对与产品生产、维护相关的设备形成文件。

（2）6.4 对环境有特殊要求的产品需要识别环境对医疗器械产品造成的风险。

（3）7.3.8 增加了设计开发转化为生产规范的要求。

（4）7.3.10 要求对每一类型医疗器械或医疗器械族形成设计开发文档。

（5）7.5.2～7.5.3 对清洁和污染有控制要求的产品，要对清洁和污染控制过程进行控制；对有安装要求的产品，应对安装服务过程进行控制。

（6）7.5.5 应保留每批无菌医疗器械产品灭菌过程记录。

（7）7.5.7 关注无菌医疗器械的灭菌过程和无菌屏障系统的确认要求。

（8）7.5.9.2 关注对植入性医疗器械的可追溯要求的控制。

8.2.2　投诉处置

组织应保留所有顾客投诉调查的记录。当针对顾客投诉的调查确定是在组织之外开展的活动导致了顾客的投诉时，则相关资料应在所涉及的组织之间传递。当任何顾客投诉没有采取预防和（或）纠正措施，则其理由应予以批准并记录。

8.2.3　向监管机构报告

如果国家或地区法规要求通告符合规定报告准则的不良事件，组织应建立告知行政主管部门的形成文件的程序。保留向监管机构报告的记录。

8.2.6　产品的监视和测量

对于植入性医疗器械，组织应记录进行任何检验或试验人员的身份的要求。

8.3　不合格品控制

对交付前和交付后发现的不合格品的响应措施提出了进行控制的要求。组织应将忠告性通知的发布形成文件。

组织应确保不合格品仅在满足法规要求的情况下才能实施让步接收，且应保留批准让步接收的人员身份的记录。返工过程应建立作业指导书，确定返工对产品的不利影响。

附录五：GB/T 42061—2022 标准对 44 个方面要求形成文件

（1）质量方针和质量目标（4.2.1）

（2）质量手册（4.2.2）

（3）医疗器械文档（4.2.3）

（4）文件控制（4.2.4）

（5）记录控制（4.2.5）

（6）对质量有影响的管理、执行和验证工作的人员的相互关系（5.5.1）

（7）管理评审（5.6）

（8）人力资源（6.2）

（9）基础设施（6.3）

（10）工作环境（6.4.1）

（11）工作环境和污染控制（6.4.2）

（12）风险管理（7.1）

（13）产品策划的输出（7.1）

（14）顾客沟通（7.2.3）

（15）设计开发总则（7.3.1）

（16）设计和开发策划（7.3.2）

（17）设计和开发验证（7.3.6）

（18）设计和开发确认（7.3.7）

（19）设计和开发的转换（7.3.8）

（20）设计和开发更改的控制（7.3.9）

（21）采购过程（7.4.1）

（22）产品的清洁（7.5.2）

（23）安装活动（7.5.3）

（24）服务活动（7.5.4）

（25）生产和服务提供过程的确认（7.5.6）

（26）用于生产和服务提供的计算机软件应用的确认（7.5.6）

（27）灭菌过程和无菌屏障系统过程确认的专用要求（7.5.7）

（28）标识（7.5.8）

（29）可追溯性总则（7.5.9.1）

（30）产品防护（7.5.11）

（31）监视和测量设备的控制（7.6）

（32）用于监视和测量的计算机软件应用的确认（7.6）

（33）反馈信息（8.2.1）

（34）反馈过程（8.2.1）

（35）投诉处置（8.2.2）

（36）向监管机构报告（8.2.3）

（37）内部审核（8.2.4）

（38）产品的监视和测量（8.2.6）

（39）不合格品控制（8.3.1）

（40）忠告性通知（8.3.3）

（41）返工（8.3.4）

（42）数据分析（8.4）

（43）纠正措施（8.5.2）

（44）预防措施（8.5.3）

附录六：GB/T 42061—2022 标准内容归纳

GB/T 42061—2022 标准内容归纳：

（1）标准中有 58 处提到了法规要求。

（2）标准中有 44 个条款涉及程序文件。

（3）标准中有 50 处提出要求保留质量记录。

（4）澄清以下误解：

①"任何一个企业如果不增加客户满意度、不持续改进的话，必定无法生存。"GB/T 42061—2022 标准删除了 GB/T 19001—2016 标准中的上述内容，并非是禁止企业持续改进。因为 GB/T 42061—2022 标准的目标是促进医疗器械质量管理体系法规的协调，因此本标准中将与该目标不相关的"顾客满意"和"持续改进"删除。

② 企业可以建立同时满足 GB/T 42061—2022 标准和 GB/T 19001—2016 标准要求的质量管理体系。

③ 标准规定了组织应当做什么，但没有规定具体如何做。因为最了解组织特点的是自身。组织可以结合自身的实际情况按标准的要求建立体系。

④ 对一个初次建立质量体系的组织来说，从被动地按标准要求、程序文件规定操作，到真正、自觉地把质量体系要求与日常运作完全结合需要时间。质量体系的运行与完善也是一个持续改进的过程。

附录七：世界各国采用 ISO 13485 标准概况

（1）欧盟：各成员国都采用 ISO 13485 标准，转化为 EN/ISO 13485 标准。

（2）英国：ISO 13485 标准已正式转化为 UK：BSEN 13485：2016 标准。

（3）加拿大：已将 ISO 13485 标准转化为国家标准。

（4）日本：已经重新制定了覆盖 ISO 13485 标准内容的新的医疗器械法规。

（5）澳大利亚：已采用 ISO 13485 标准。

（6）美国：ISO 13485 标准已被 AAMI 转化为美国国家标准——ANSI/AAMI/ISO 13485。

（7）中国：已转化为 GB/T 42061—2022 推荐性国家标准。

附录八：学习 ISO 9001/ISO 13485 质量管理体系标准思考题

（1）什么是 ISO 9000 族标准？核心标准是哪几个？它们的主题内容是什么？

提示：ISO 9000 族标准是由 ISO/TC 176 发布，其核心标准有 4 个。

主题内容：ISO 9000 质量管理体系 基础和术语；

ISO 9001 质量管理体系 要求；

ISO 9004 追求组织的持续成功 质量管理方法；

ISO 19011 管理体系审核指南。

（2）七项质量管理原则是什么？它和 ISO 9001 标准有什么关系？

提示：七项质量管理原则是：

①以顾客为关注焦点；

②领导作用；

③全员积极参与；

④过程方法；

⑤改进；

⑥循证决策；

⑦关系管理。

七项质量管理原则是 ISO 9000 族标准的基础和指导思想；ISO 9000 族标准是七项质量管理原则在组织中应用体现的具体要求和活动指南。

注：ISO 9001:2015 版标准将质量管理原则由八项改为七项，删去了"五、管理的系统方法"；将"六、持续改进"修改为"五、改进"；将"七、基于实事的决策方法"修改为"六、循证决策"；将"八、与供方互利的关系"修改为"七、关系管理"。

（3）ISO 9001 与 ISO 9004 有什么区别和共同点？

提示：ISO 9001 与 ISO 9004 具有相似的结构，是一对协调一致的质量管理体系标准。它们相互补充，也可以单独使用。但它们的应用范围不同，ISO 9004 不是 ISO 9001 的实施指南，阅读 ISO 9004 有助于理解和掌握 ISO 9001。

（4）GB/T 19000 族标准等同采用 ISO 9000 族标准，等同的含义是什么？

提示：等同是指技术内容和文件结构与国际标准完全相同，编写上不作或稍作编辑性修改。

（5）举例说明什么是"明示的""通常隐含的""必须履行的"要求。

提示："明示的"，例如图纸、合同规定等；"通常隐含的"，例如衣服的两袖长度应一致、上课时不应打电话等；"必须履行的"是指法律法规的要求和强制性标准的要求。

（6）什么是产品？四种通用类别的产品是什么？你们单位的产品属于哪类或哪几类的组合？

提示：产品是过程输出的结果。产品的四种通用类别是硬件、软件、流程性材料、服务。例如：某公司的产品是全自动生化分析仪和试剂，也是四种通用类别的组合。（试剂：流程性材料；分析程序：嵌入式软件；生化分析仪：硬件；服务：定期为顾客维护设备）

（7）ISO 9001:2008 标准和 ISO 13485:2016 标准允许删减的前提条件各是什么？

提示：ISO 9001:2008 标准的删减仅限于本标准第 7 章的要求，并且这样的删减不影响组织提供满足顾客要求和适用法律法规要求的产品的能力或责任。

ISO 13485:2016 标准：如果法规要求允许对设计和开发控制（7.3）进行删减，则在质量管理体系中删减被认为是合理的。

（8）质量方针和质量目标的关系是什么？

提示：质量方针为质量目标的建立和评审提供框架。质量目标应与质量方针的承诺保持一致，并且是可以测量的。

（9）简述并举例说明"合格""不合格""缺陷"。

提示：一台医疗器械设备既符合强制性国家和/或行业标准以及产品技术要求，又有产品注册证就是合格；反之就是不合格。但若不满足临床预期用途和使用要求，在某种意义上也是不合格的；缺陷是一种特殊的不合格，且有法律的内涵。

（10）PDCA 四个步骤的内容是什么？它的应用场合有哪些？

提示：P——策划；D——实施；C——检查；A——处置。它适用于所有过程。

（11）以采购过程为例，阐述 PDCA 的内容和含义。

提示：P——评价和选择供方，建立验收准则，签订采购协议；D——采购实施；C——采购产品的验证；A——合格品入库，不合格品返回供方。

（12）以设计过程为例，阐述 PDCA 的内容和含义。

提示：P——设计和开发策划的输入；D——设计和开发的输出；C——设计和开发的评审和验证；A——设计和开发的确认。

（13）质量管理体系要求和产品要求有什么区别和联系？

提示：产品要求是针对具体产品在功能、性能、安全性、可靠性和环境适应性等方面的要求，它源于顾客、法规等方面的要求。质量管理体系要求是针对组织在质量管理方面的管理体系要求，是对产品要求的补充。

（14）设计评审、设计验证和设计确认在目的、对象、时机和做法上的区别（表1）。

表1　设计评审、设计验证和设计确认目的、对象、时机和做法的区别

序号	设计评审	设计验证	设计确认
目的	评价设计的能力，识别并解决问题	评定输出是否满足输入要求	评定产品是否满足预期使用要求
对象	对各阶段的输出	正式的输出文件	设计的产品实物
时机	设计的任何阶段	形成设计输出时	验证后交付前
主要方法	文件传阅、会议评议	试制样机、产品检测	临床评价

（15）在ISO 13485:2016标准中对设计和开发的控制比ISO 13485:2003标准增加了哪些内容？

提示：和ISO 13485:2003相比，ISO 13485:2016提出了在设计和开发策划阶段，要对设计转换活动做出适当安排和控制，并提出了保存设计和开发文档的要求。

（16）管理评审和内部质量管理体系审核的区别（表2）。

表2　管理评审和内部质量管理体系审核的区别

序号	内部质量管理体系审核	管理评审
执行者	公司指定有资格和能力的内审员	最高管理者主持
方式	现场审核	文件准备、会议评审或其他适宜方式
目的	体系的符合性，实施的有效性	体系持续的适宜性、充分性和有效性，包括质量方针和目标的改进
依据	法规、标准和体系文件	顾客与相关方的要求和期望；组织的内外部环境的变化
结果	提出纠正措施要求	做出有关产品、过程、体系的改进和资源补充的决定
关系	内审在先，管理评审在后，其内审结果输入管理评审	

（17）纠正、纠正措施和预防措施的区别是什么？

提示：纠正是指为消除已发现的不合格所采取的措施，是针对不合格事实本身所采取的措施。纠正措施是指为消除已发现的不合格或其他不良情况的原因所采取的措施，防止同类不合格的再次发生。预防措施是指为消除潜在不合格的原因所采取的措施。

（18）ISO 13485：2016 标准提到了哪些方面的策划？

提示：ISO 13485 标准提到了 6 个方面的策划：

①质量管理体系的策划；

②产品实现的策划；

③设计和开发的策划；

④生产和服务提供的策划；

⑤测量、分析和改进的策划；

⑥内部审核的策划。

（19）审核证据、审核发现和审核结论各指什么？它们之间有什么联系？

提示：审核证据指与审核准则有关并能够证实的记录、事实陈述或其他信息。

审核发现是指将收集的审核证据对照审核准则进行评价的结果。

审核结论是指审核组考虑了审核目的和所有审核发现后得出的最终审核结果。

它们之间的联系是：获取审核证据—形成审核发现—得出审核结论。

（20）质量管理体系审核是怎样分类的？每种类型审核各有什么目的？

提示：质量管理体系审核通常分为三种类别：第一种是组织本身提出的质量管理体系审核，也叫内审，其目的是发现问题，改进管理。第二种是由相关方（如顾客）或以相关方的名义对组织进行的审核，也叫外审，其目的是评价组织是否满足某种要求的能力，为其采购和订立合同提供依据。第三种是由独立于第二方（相关方）和组织以外的第三方认证机构进行的审核，也叫外审，其目的是获得第三方质量保证证明。

（21）内审员应具备的基本条件是什么？

提示：①中等教育程度；②工作经历为 5 年，其中至少有两年涉及质量管理方面的工作经历；③必须经过正规的质量管理体系的相关标准和审核知识、方法与技能的培训且获得合格证书；④组织授权任命。

（22）审核计划应包括哪些内容？在安排审核日程时应注意哪些问题？

提示：审核计划包括：①审核目的；②审核范围；③审核准则和引用文件；④审核日期、地点；⑤审核组成员；⑥审核日程安排，包括首、末次会议时间。

在安排审核日程时应注意：①不要有遗漏；②分清主责过程和配合过程；③时间的分配；④审核员的分工。

（23）检查表的作用是什么？应包括哪些内容？

提示：检查表是审核员自用的作业指导文件，对审核起辅助作用，保持审核目标清晰和明确；确保审核系统、完整；保持审核的节奏和连续性；减少审核人员的偏见和随意性。

检查表一般包括三项内容：审核项目、审核方法、审核结果。

（24）不合格报告应有哪些内容？不合格事实陈述应满足哪些要求？

提示：不合格报告的内容：①受审核部门及负责人；②不合格事实陈述；③不符合的审核准则及对应条款；④不符合项的分类；⑤要求纠正措施完成时间及验证方式；⑥审核员签字，受审核部门确认；⑦纠正措施计划；⑧纠正措施实施；⑨纠正措施验证。

不合格事实陈述应满足清楚、正确、简明、具体、完整的要求。

（25）受审核方接到内审不合格报告后应完成哪些工作？

提示：受审核部门接到不合格报告后，对查找出的不合格首先要纠正，消除不合格，更重要的是分析这些不合格的产生原因，研究消除这些不合格应采取的措施，根据 ISO 9001 及 ISO 13485 标准 8.5 条的有关要求，实施纠正措施，对于潜在的不合格则应采取预防措施。

（26）"标记"的定义是什么？以你所在公司的产品为例，哪些文件和实物属于标记的范围？

提示：标记是指医疗器械最终产品的标识及其标注。标记包括医疗器械标签、标识、技术说明书和使用说明的资料。

（27）发布忠告性通知的对象、时机和内容是什么？

提示：当已售出的医疗器械未能达到预期用途及可能对患者或使用者造成伤害或潜在的伤害或违背法规要求时，制造商应以发布忠告性通知形式告知顾客或经销商。忠告性通知的内容应包括医疗器械名称、规格型号、批次；医疗器械标识；发布忠告性通知的理由；可能危害的告知及采取的措施。

《医疗器械召回管理办法》规定：

第十五条　医疗器械生产企业作出医疗器械召回决定的，一级召回应当在1日内，二级召回应当在3日内，三级召回应当在7日内，通知到有关医疗器械经营企业、使用单位或者告知使用者。

召回通知应当包括以下内容：

（一）召回医疗器械名称、型号规格、批次等基本信息；

（二）召回的原因；

（三）召回的要求，如立即暂停销售和使用该产品、将召回通知转发到相关经营企业或者使用单位等；

（四）召回医疗器械的处理方式。

（28）医疗器械的受控文件、质量记录保存期限是怎样规定的？

提示：组织至少应保存一份作废的受控文件，最少保留期限自产品放行之日起不少于产品企业内定寿命周期和法规要求的保留期限。但不得少于两年。

（29）企业内部审核时应注意哪些法规要求？

提示：国务院、国家药品监督管理局发布的有关医疗器械的管理性法规文件；国家或行业发布的相关标准等技术性文件。

（30）医疗器械制造商应如何处理顾客投诉？

提示：制造商应以积极的态度对待顾客投诉，除了采取纠正和纠正措施外，还应从中获得信息，识别改进的机会。

（31）应从哪几个方面来评价医疗器械组织质量管理体系的有效性？

提示：应从以下几方面来判定质量管理体系的有效性：顾客反馈、过程的业绩、产品的符合性、审核结果。

（32）什么是过程？过程的三要素是什么？

提示：过程是指一组将输入转化为输出的相互关联或相互作用的活动。过程的三要素是输入→活动→输出。输入是基础，输出是结果。

（33）管理者代表的职责是什么？

提示：管理者代表的职责：①确保质量管理体系所需的过程按策划的要求得到建立、实施和保持；②定期或不定期向最高管理者报告质量管理体系的业绩和任何改进的需求；③对组织内全体员工，通过各种方式不断提高其对满足法规和顾客要求的质量意识；④就质量管理体系有关事宜与外部沟通和联系。

（34）ISO 13485:2016 标准要求医疗器械制造商如何实施可追溯性的活动？

提示：组织应建立可追溯性的形成文件的程序。该程序应规定产品可追溯性的范围、程度和所要求的记录。在有可追溯性要求的场合，组织应控制和记录产品的唯一性标识。

（35）ISO 13485:2016 标准要求的监视和测量有哪些？它们的范围分别是什么？

提示：对产品、过程和体系的符合性和保持体系有效性方面进行监视和测量。

范围：反馈、内部审核、过程的监视和测量及产品的监视和测量。

（36）审核的指南标准是什么？

提示：ISO 19011《管理体系审核指南》。

（37）什么是审核证据？有哪几种？

提示：审核证据是与审核准则有关的并且能够证实的记录、事实陈述或其他信息，可分为人证、物证、书证。

（38）不合格品控制的目的是什么？

提示：防止非预期的使用或交付。

（39）审核报告包括哪些内容？

提示：①审核目的；②审核范围；③审核准则；④审核起止日期及地点；⑤审核组长及成员；⑥审核发现；⑦审核结论；⑧对不符合项采取纠正措施的要求。

（40）组织在开展内部审核时，审核活动包括哪几个步骤？审核的准备阶段应包括哪些内容？

提示：内部审核可以归纳为四个主要阶段：审核准备、审核实施、审核报告的编写和纠正措施的跟踪验证。审核的准备阶段包括编制审核计划、审核组工作分配和准备工作文件，如编写检查表。

（41）产品标识和状态标识的区别是什么？

提示：产品标识：在产品实现全过程中实施，用于识别产品和区分产品，防止用混、用错。如区分不同的原材料、工序的位置进度（工序卡）。产品标识一般不变化，不一定非要挂牌，也可用包装、标牌区分，如产品批号、××原材料铭牌。

状态标识：在产品实现全过程中实施，与监视和测量有关，用于区别产品的状态，如合格、待检、不合格、返工等。状态标识随产品检验后的状态变化而变化，必须用一定的方法明确，如颜色、挂牌等。

（42）医疗器械文档应包括哪些内容：

提示：应包括：①医疗器械的概述；②产品的规范要求；③产品实现过程的相关规范或程序；④产品监视和测量的要求；⑤适当时，产品安装和维护服务的要求。

（43）ISO 13485:2016 标准的术语定义有几个？与 ISO 13485:2003 相比增加

了哪些新的术语？

提示：ISO 13485:2016 标准的术语共有 20 个，与 ISO 13485:2003 标准相比增加了 14 个术语，包括：授权代表、临床评价、经销商、进口商、产品、生命周期、制造商、医疗器械族、性能评价、上市后监督、采购产品、风险、风险管理、无菌屏障系统。

（44）ISO 13485:2016 标准的适用范围有那些？

提示：适用于产品的设计和开发、生产、贮存、经销、安装、维护使用、废品处置的相关活动提供等。

（45）GB/T 42061—2022 标准转换了 ISO 13485 标准，是等同采用还是修改采用？

提示：GB/T 20000.2《标准化工作指南 第 2 部分：采用国际标准的规则》规定：

等同采用：技术内容和文本结构完全相同。

修改采用：允许存在技术性差异，且应清楚地标明并给出解释。

等同采用国际标准可使透明度得到保证，这是促进国际贸易的基本条件。

附录九：ISO 13485 标准发展历史

1. ISO 13485:1996《质量体系 医疗器械 ISO 9001 应用的专用要求》

1996 版 ISO 13485 标准不是一个独立标准，是基于 ISO 9001:1994《质量体系——设计、开发、生产、安装和服务的质量保证模式》。包含以下要素：管理职责、质量体系、合同评审、设计控制、文件资料控制、采购、顾客提供产品控制、产品标识和可追溯性、过程控制、检验和试验、检验测量和试验设备的控制、检验和试验状态、不合格品控制、纠正和预防措施、搬运贮存包装防护和交付、质量记录控制、内部质量审核、培训。

1996 版 ISO 13485 标准是在医疗器械产品实现过程中一些特定过程的质量保证要求。

2. ISO 13485:2003《医疗器械 质量管理体系 用于法规的要求》

2003 版 ISO 13485 标准是以 ISO 9001:2000 为基础的独立标准。这一版采用过程方法，将质量管理体系视为一个整体，体系中包含的各个过程不再独立，而是在质量管理体系中建立相互的联系。

根据产品特点并在法规允许范围内可以对产品实现过程中的一些要求进行删减。这样的变化可以理解为 ISO 13485 对其使用进行了"角色（职责）限定"，提供医疗器械和相关服务的组织（并不限定组织可能涉及的过程）主要包括医疗器械生产企业、医疗器械经营企业，以及提供医疗器械安装、维修或服务的组织。

3. ISO 13485:2016《医疗器械 质量管理体系 用于法规的要求》

ISO 13485:2016 标准在总则中更加具体地明确了标准的适用范围，增加了适用于医疗器械全生命周期各阶段的医疗器械组织，适用于供方、外部方等内容。

2016 版 ISO 13485 标准进一步突出了法规要求的重要性，加强了风险管理的要求，增加了与监管机构沟通和向监管机构报告的要求，加强了上市后监督的要求，增加了形成文件和记录的要求，增加了新的术语、过程、条款等特色。

2016 版 ISO 13485 标准是以 ISO 9001:2008 标准为基础的独立标准，之所以没有遵循 ISO 9001 : 2015 标准依据的 ISO 高级结构（ISO HLS），是因为 ISO 13485 : 2016 与 ISO 9001 : 2015 是并行开发的。

2019 年 ISO TC 210 按照标准制修订要求，在标准实施 3 年后，对 ISO 13485 : 2016 进行了系统评审，向主要经济体和国家的监管机构、标准使用者和相关方（IMDRF、MDSAP 法规事务委员会等）等对该标准的修订征求意见，也收集了以上机构反馈的立场声明，建议将 ISO 13485 : 2016 标准的任何修订推迟至 2024 年，并就未来高级结构（HLS）修订进行协商，以满足医疗器械行业监管目的。

附录十：我国宣贯 ISO 13485 标准的情况

1. YY/T 0287—1996 idt ISO 13485:1996

《质量体系 医疗器械 GB/T 19001—ISO 9001 应用的专用要求》

YY/T 0288—1996 idt ISO 13488:1996

《质量体系 医疗器械 GB/T 19002—ISO 9002 应用的专用要求》

2. YY/T 0287—2003 idt ISO 13485:2003

《医疗器械 质量管理体系 用于法规的要求》

3. YY/T 0287—2017 idt ISO 13485:2016

《医疗器械 质量管理体系 用于法规的要求》

4. GB/T 42061—2022 idt ISO 13485:2016

《医疗器械 质量管理体系 用于法规的要求》

注：此版标准于 2022 年 10 月 12 日发布，2023 年 11 月 1 日起正式实施。

附录十一：行业标准升级为国家标准的意义

1. YY/T 0287 行业标准在广泛获取上有局限性

随着新技术、新材料、新工艺不断在医疗卫生领域、医疗器械行业中的广泛应用，符合医疗器械定义的新产品不断涌现，涉及与其他行业的交叉点如可穿戴医疗器械、人工智能医疗器械等。此类医疗器械企业很多是具备其他行业的专业背景，但是对医疗器械行业监管要求和行业标准不清楚，导致 YY/T 0287 行业标准影响的局限性显现。

2. YY/T 0287 行业标准对不属于医疗器械行业的企业有局限性

随着我国工业化程度的不断提升，工业产业链的不断完善，医疗器械生产企业也随之进行着产业结构调整，更多医疗器械企业开始发挥其产业优势，有的凭借先进技术储备倾向于产品开发等高附加值过程，有的依靠先进的加工设备设施和高效的产能选择相对低风险的代加工生产，产业链不断分化、细化。

随着医疗器械"注册人"制度的出台，YY/T 0287 标准更多地被注册人或备案人使用。医疗器械供应链中出现更多涉及不同过程、承担不同责任的不同角色，一部分标准的使用者为医疗器械行业以外的组织，由于标准的行业属性，导致从某种形式上限制或约束其与供应商、受委托生产商的合作。

3. YY/T 0287 行业标准在国际认可的局限性

2019 年 ISO 进行了 ISO 13485 标准转化情况调研，全球 33 个主要国家和经济体均将 ISO 13485 等同转化为国家标准。由于行业标准的影响范围和影响力有限，一些国家或地区可能不认可等同转化通过 YY/T 0287 标准认证的证书，导致医疗器械出口企业无法直接将 YY/T 0287 标准认证证书作为通关凭证。

4. 体现出国家对医疗器械行业发展的高度重视

近年来我国医疗器械产业发展迅速，行业集中度提升，规模效益突显，规模以上企业的利润率和利润增长率均高于行业平均水平，2020 年已有 14 家中国医疗器械企业进入全球百强。从 2020 年新冠疫情爆发期间启动应急审评程序，到国家高值耗材带量采购落地、注册人制度在全国推进，再到长三角、大湾区等审评检查分中心成立，UDI 标识系统、不良事件监测、《医疗器械监督管理条例》等一系列政策法规的密集出台，已充分表明我国医疗器械行业迎来了政策大变革的发展机遇。

附录十二：参考标准/文件

[1] ISO 13485:2016 医疗器械 质量管理体系 用于法规的要求

[2] GB/T 19000—2016/ISO 9000:2015 质量管理体系 基础和术语

[3] GB/T 19001—2016/ISO 9001:2015 质量管理体系 要求

[4] GB/T 19004—2020/ISO 9004:2018 质量管理 组织的质量 实现持续成功指南

[5] GB/T 19015—2021/ISO 10005:2018 质量管理 质量计划指南

[6] GB/T 19017—2020/ISO 10007:2017 质量管理 技术状态管理指南

[7] GB/T 19022—2003/ISO 10012:2003 测量管理体系 测量过程和测量设备的要求

[8] GB/T 19023—2003/ISO/TR 10013:2001 质量管理体系文件指南

[9] GB/T 19011—2021/ISO 19011:2018 管理体系审核指南

[10] GB 18278.1—2015/ISO 17665–1:2006 医疗保健产品灭菌 湿热 第1部分：医疗器械灭菌过程的开发、确认和常规控制要求

[11] GB 18279.1—2015/ISO 11135–1:2007 医疗保健产品灭菌 环氧乙烷 第1部分：医疗器械灭菌过程的开发、确认和常规控制的要求

[12] GB 18280.1—2015/ISO 11137–1:2006 医疗保健产品灭菌 辐射 第1部分：医疗器械灭菌过程的开发、确认和常规控制要求

[13] GB 18280.2—2015/ISO 11137–2:2006 医疗保健产品灭菌 辐射 第2部分：建立灭菌剂量

[14] GB/T 18280.3—2015/ISO 11137–3:2006 医疗保健产品灭菌 辐射 第3部分：剂量测量指南

[15] GB/T 19633.1—2015/ISO 11607–1:2006 最终灭菌医疗器械包装 第1部分：材料、无菌屏障系统和包装系统的要求

[16] GB/T 19633.2—2015/ISO 11607–2:2006 最终灭菌医疗器械包装 第2部分：成形、密封和装配过程的确认的要求

[17] YY/T 0567.1—2013/ISO 13408–1:2008 医疗保健产品的无菌加工 第1部分：通用要求

[18] GB/T 42062—2022/ISO 14971:2019 医疗器械 风险管理对医疗器械的应用

[19] ISO 14155:2020 医疗器械的人体受试者临床试验——临床试验质量管理规范

[20] YY/T 0297—1997/ISO 14155:1996 医疗器械临床调查

[21] GB/T 19973.2—2018/ISO 11737—2:2009 医疗器械的灭菌 微生物学方法 第2部分：用于灭菌过程的定义、确认和维护的无菌试验

[22] GB/T 25440.1—2021/ISO 12891—1:2015 外科植入物的取出与分析 第1部分：取出与处理

［23］ISO 14160:2011 医疗保健产品灭菌－使用动物组织及其衍生物的一次性使用医疗器械用的液体化学灭菌剂－医疗器械灭菌过程的特征、开发、确认和常规控制要求

［24］YY 0970—2013/ISO 14160:1998 含动物源材料的一次性使用医疗器械的灭菌液体灭菌剂灭菌的确认与常规控制

［25］GB/T 25915.1—2021/ISO 14644—1:2015，MOD 洁净室及相关受控环境 第1部分：按粒子浓度划分空气洁净度等级

［26］GB/T 25915.2—2021/ISO 14644—2:2015 洁净室及相关受控环境 第2部分：洁净室空气粒子浓度的监测

［27］GB/T 25915.3—2010/ISO 14644—3:2005 洁净室及相关受控环境 第3部分：检测方法

［28］GB/T 25915.4—2010/ISO 14644—4:2001 洁净室及相关受控环境 第4部分：设计、建造、启动

［29］GB/T 25915.5—2010/ISO 14644—5:2004 洁净室及相关受控环境 第5部分：运行

［30］GB/T 25915.6—2010/ISO 14644—6:2007 洁净室及相关受控环境 第6部分：词汇

［31］GB/T 25915.7—2010/ISO 14644—7:2004 洁净室及相关受控环境 第7部分：隔离装置（洁净风罩、手套箱、隔离器、微环境）

［32］GB/T 25916.1—2010/ISO 14698—1:2003 洁净室及相关受控环境 生物污染控制 第1部分：一般原理和方法

［33］GB/T 25916.2—2010/ISO 14698—2:2003 洁净室及相关受控环境 生物污染控制 第2部分：生物污染数据的评估与分析

［34］GB/T 19974—2018/ISO 14937:2009 医疗保健产品灭菌 灭菌因子的特性及医疗器械灭菌过程的开发、确认和常规控制的通用要求

［35］YY/T 0466.1—2016/ISO 15223—1:2012 医疗器械 用于医疗器械标签、标记和提供信息的符号 第1部分：通用要求

［36］YY/T 0468—2015/ISO 15225:2010 医疗器械 质量管理 医疗器械术语系统数据结构

［37］YY/T 0467—2016/ISO/TR 16142:2006 医疗器械 保障医疗器械安全和性能公认基本原则的标准选用指南

［38］IEC 62366—1:2020 医疗器械－第1部分：可用性工程在医疗器械上的应用

［39］YY/T 1474—2016/IEC 62366:2007 医疗器械 可用性工程对医疗器械的应用

［40］N4:2010 文件, 上市后临床跟踪研究

［41］N055:2009 文件, 术语和定义 "制造商""授权代表""经销商"和"进口商"

［42］N70:2011 文件, 医疗器械标签和使用说明书

［43］N071:2012 文件 术语和定义 "医疗器械"和"体外诊断医疗器械"

［44］N99－8 文件 1999 年 6 月 29 日, 医疗器械设计生产质量体系指南

［45］N99－9 文件 1999 年 6 月 29 日, 医疗器械制造商设计控制指南

[46] N99 – 10 文件 2004 年 1 月，过程确认指南

[47]《医疗器械法规》（2017/745，MDR），医疗器械指令，欧盟法规

[48]《体外诊断器械法规》（2017/746，IVDR），体外诊断指令，欧盟法规

[49] MEDDEV 2. 12 – 1 rev 8 2013 年 1 月 医疗器械警戒系统指南

[50] 医疗器械监督管理条例（国务院令第 739 号）

[51] 医疗器械注册与备案管理办法（国家市场监督管理总局令第 47 号）

[52] 体外诊断试剂注册与备案管理办法（国家市场监督管理总局令第 48 号）

[53] 医疗器械生产监督管理办法（国家市场监督管理总局令第 53 号）

[54] 医疗器械召回管理办法（国家食品药品监督管理总局令第 29 号）

[55] 医疗器械不良事件监测和再评价管理办法（国家市场监督管理总局令第 1 号）

[56] 医疗器械生产质量管理规范现场检查指导原则

[57] 医疗器械生产质量管理规范植入性医疗器械现场检查指导原则

[58] 医疗器械生产质量管理规范无菌医疗器械现场检查指导原则

[59] GHTF/SG1/N055. 2009）Definition Terms "Manufacturer"，"Authorized representative"，"Distributor" and "Importer"

[60] GHTF/SG5/N4. 2010）Post-Market Clinical Follow-Up Studies

[61] IMDRF/GRRP WG/N52 Principles of Labelling for Medical Devices and IVD Medical Devices

[62] GHTF/SG1/NO71. 2012）Definition of terms "Medical Device" and "In Vitro Diagnostic (IVD) Medical Device"

【注：应关注和使用以上国际标准、国家标准、行业标准和相关法规文件的现行有效版本】

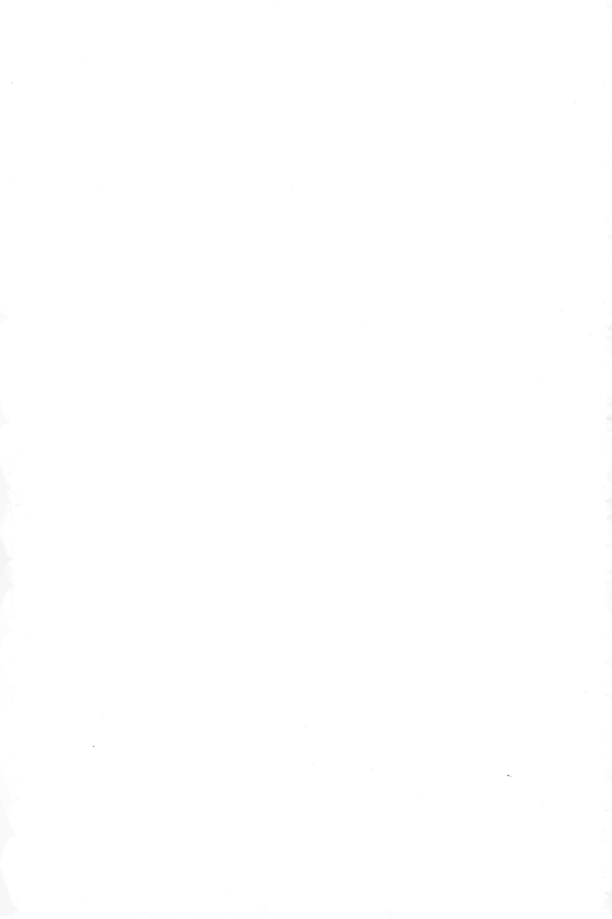